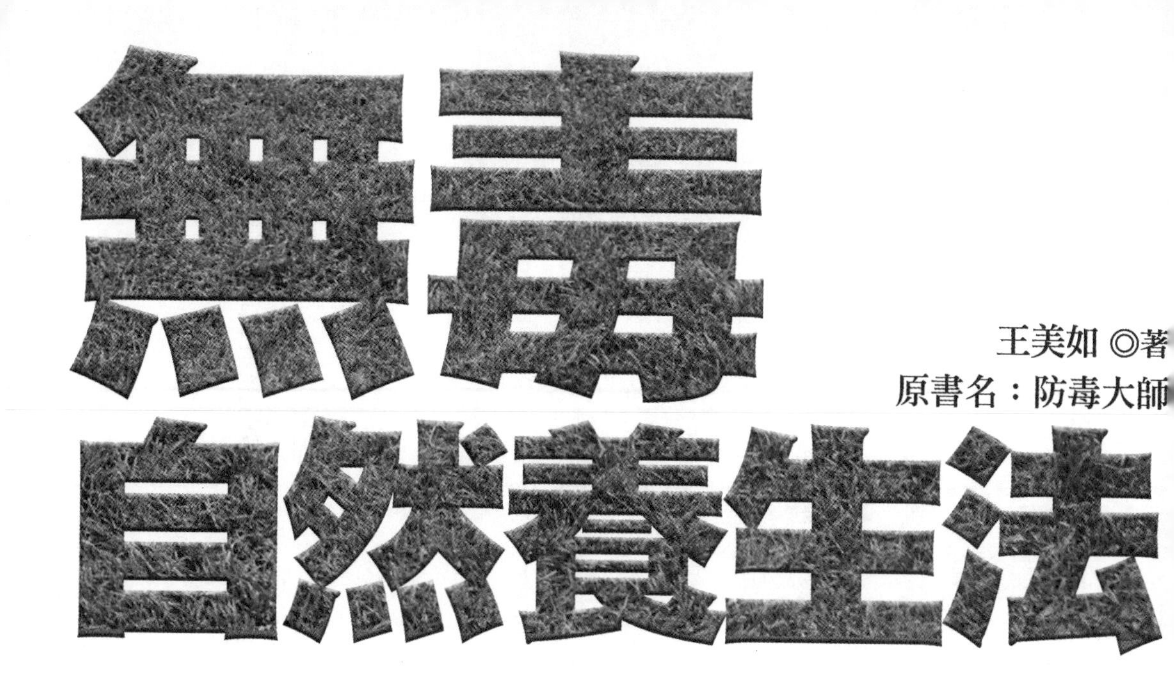

無毒自然養生法

王美如 ◎著

原書名：防毒大師

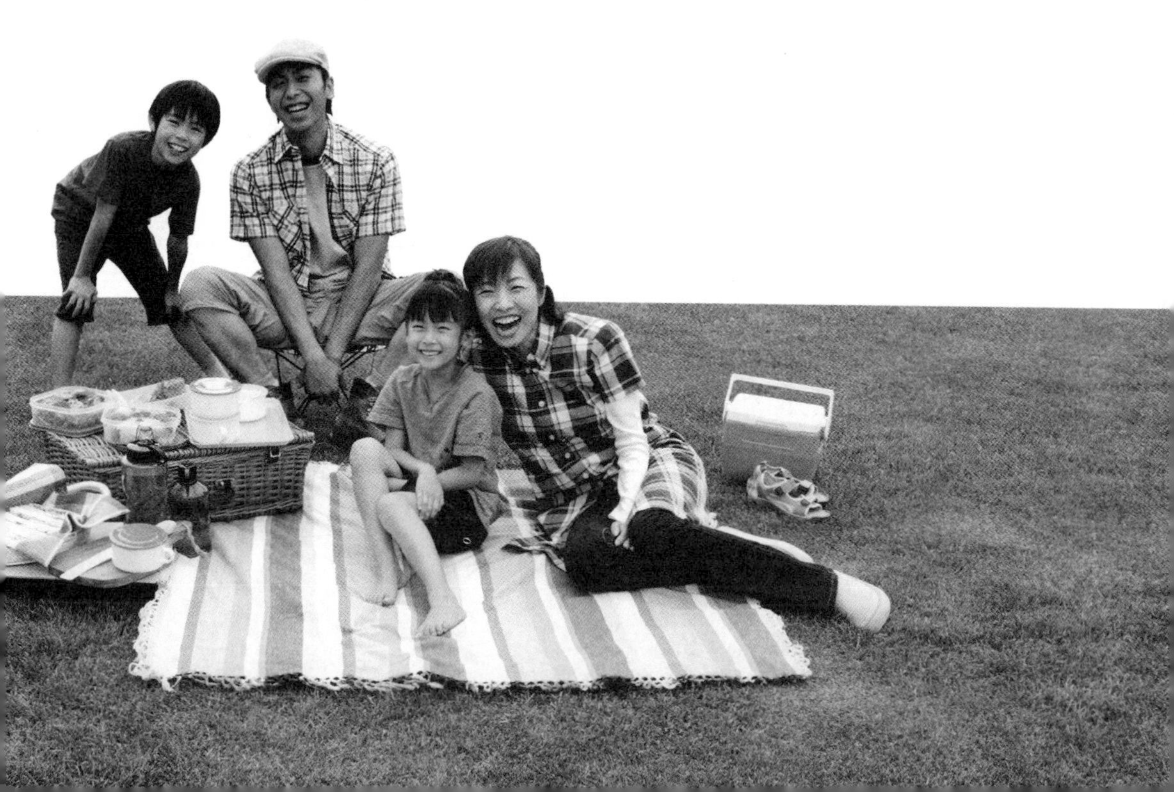

前言

看看你日常生活中的一天，是怎樣開始的：

鬧鈴聲把你從甜蜜的夢鄉中吵醒後，天還濛濛亮，太陽要一、兩個小時後才肯眷顧大地，但你不得不此刻起床。

起床後的第一件事，就是趕緊開窗換氣，疏散一夜積存的污濁空氣，再將臥室裡的花花草草搬到陽臺上去，讓它們和你一同早起。

接著，到洗手間打開水龍頭，洗臉刷牙，塗抹化妝品。

洗漱完畢後，到外面的小吃攤上，用塑膠袋來裝剛起鍋的油條和熱騰騰的豆漿，或者買幾個喜歡吃的粽子，用微波爐熱一杯牛奶，然後擺上一小碟鹹菜，早餐開始了。

吃完早餐後，換上從衣櫃裡拿出的昨天剛乾洗過的衣服，再往身上噴灑一點香水。

最後，拿起鑰匙、手機、錢包，鎖好門，開車上班去……

可是，你知道嗎？這日常最平凡的一天，如果稍不注意，任何一個環節，都可能在你的健康埋下隱患，日子一久，你就會成為一個「老毒物」！

這並非危言聳聽，讓專家來分析一下你一天中可能中毒的細節：

起床後立即開窗換氣，可能換來的是被污染的不良氣體；

鮮花與你一起過夜，晚間會與你爭奪氧氣，並放出二氧化碳來毒害你；

早晨水龍頭流下的第一盆水裡，繁殖了大量可以致命的「退伍軍人菌」，如果用這些水來洗漱或者做飯食用，後果很嚴重；

不合格的塑膠袋盛放熱的食物，會釋放大量有毒物質，而用反覆加熱的油炸出來的油條，人體食用後有致癌的危險；

你要留意用微波爐熱牛奶的時候，微波爐會不會發生洩露？

你總是喜歡以醃漬菜佐餐嗎？你是否知道長期食用有致癌的危險？

剛剛乾洗完的衣服中含有四氯乙烯氣體，如果吸入體內很可能會使你出現頭痛、暈眩，甚至昏迷等症狀；

你的鑰匙、手機、錢包、門把手，經常消毒嗎？

你的愛車裡，貼的是不是劣質汽車隔熱紙？車內的空氣經過甲醛檢測了嗎？它們是否超標？

以上這些不過是一天的開始，如果繼續類推，辦公室電器輻射你知道其中的危害嗎？飲水機常清洗嗎？中午用免洗筷子吃飯嗎？……

2007年3月7日，英國倫敦國王大學環境科學系斯蒂芬．史密斯教授在接受《每日郵報》的採訪時驚呼：「天啊！如果連我們的安樂窩都佈滿了毒，我們豈不成了老毒物？」

事實的確如此，我們每天都在承受著有毒物質的侵襲，從食物中的添加物，到常用的清潔劑、殺蟲劑等日常家庭用品和藥物；從臥室、客廳到辦公室，甚至是走在大街上，有毒物質都是如影隨形。

本書就是從日常生活的點滴和人們常常忽略的細節入手，找出隱藏在生活中的幕後殺手，運用個性化的解決方案，幫助我們排除毒素，獲得一身輕鬆！

目錄 Contents

前言 002

第一章 飲食——「毒」從食來，病從口入

Part 1 吃錯了當然會生病

易開罐飲料鋁中毒 013
1歲以下寶寶不能吃蜂蜜 015
亂吃零食，小心變成老毒物 018
農藥殘留成可怕的隱形「殺手」 022
早晨不放水，吃下「退伍軍人菌」 026
暴飲不排毒，反會「水中毒」 029
揭祕：增白食品吃不得 032
常吃燒烤食物容易致癌 034
咖啡雖好，喝多了也是毒藥 037
蔬菜久存冰箱有毒害 039

Part 2 烹調不當毒害健康

愛吃「鮮」，但別把自己的命賠上 043
喝了不熟的豆漿容易中毒 046
剩飯、剩菜回鍋小心中毒 048
鹹菜醃不透就吃，等於吃毒藥 050
吃油炸食物有致癌的危險 052
食用油反覆加熱危害健康 054
食用皮蛋不當會中毒 056

別吃沒燙熟的涮羊肉 058
腐爛的薑吃了會中毒 061
未成熟的馬鈴薯有毒 063
吃海鮮不注意安全會致命 065
味精食用過多會中毒 068
食用魚膽，小心中毒 070
動物內臟烹製不當成為健康「殺手」 072

第二章 穿衣——留意最貼身的「毒」害

新衣服藏「毒」，不洗就穿也傷人 076
花色內褲「窩藏」疾病信號 079
乾洗衣服不能立刻就穿 081
購買衣服，越鮮豔越可怕 083
選購羽絨衣，別買回健康「殺手」 086
鞋櫃帶來的腳氣病 088

第三章 居住——居家之「毒」無處不在

Part 1 室內污染，害你沒商量

電話細菌多，不清理藏隱患 093
空調不清洗成藏毒倉庫 096
冰箱成儲存室食物變毒物 099

目錄 Contents

微波爐洩漏損害人體健康 102
光碟這樣放會危害健康 104
危險的門把手，疾病從「手」來 106
洗衣機藏污納垢易致病 108
鋪地毯應留意塵蟎孳生 110
「問題」窗簾成健康「殺手」 113
二手菸「猛於虎」 116
塑膠袋使用不當也有毒 119
清晨開窗等於引毒入室 122
居室養花，當心中「花招」 124
起床就摺被當心「摺」出病 128
沖馬桶不蓋蓋危害大 131
家用清潔劑危害女性健康 134
室內裝修小心甲醛超標 138
留意室內「芳香殺手」 141
使用殺蟲劑殺蟲也殺人 144
留意室內芳香劑的污染毒殺 147
蚊香殺蚊要注意通風防「毒」 150

Part 2 寵物可愛但須防病毒

養狗慎防「狂犬病」 154
養貓當心弓形蟲 157
養鳥留意「鸚鵡熱」 159
家庭養魚，別擺在臥室裡 162

第四章 美容——別讓美麗與「毒」害同行

Part 1 化妝之毒可美容也可毀容

時尚美甲暗藏隱患 167
注射式隆胸危害健康 170
塗鮮蘆薈汁當心「毀容」 173
化妝品添加劑嚇死人 176
亂用香水有損健康 179
「痘痘」用手擠易毀容 182
長期塗口紅等於「毒」從口入 185

Part 2 美容瘦身也要留意「毒」陷阱

留意染髮染出癌症 189
維生素E美容留意中毒 192
牙齒美容當心損害口腔健康 195
香體止汗露不止汗反易中毒 198
首飾長戴不摘引發疾病 201
亂用化妝品小心毀了「容」 204
保鮮膜裹身減肥危害健康 207

目錄 Contents

第五章 用藥——小心藥物變成「毒」物

Part 1 小心服藥不當毒害健康

乾吞口服藥物害處多 213
感冒藥與酒同服瞬間變毒 215
膠囊裡的藥倒出來服用後果嚴重 217
服某些藥的時候慎吃柚子 220
用眼藥水不要誤入歧途 222
自行混合亂用藥會丟了性命 225
牛黃解毒丸解毒也致毒 228
用藥姿勢不正確也有危險 230
服藥不忌口壞了大夫手 232

Part 2 是藥三分毒，盲目用藥害死人

當心魚肝油中毒 236
安眠藥並非人人可服用 239
濫用激素不利健康 242
板藍根不是「保險藥」 245
產後用人參補不利健康 247
亂服避孕藥可致不孕 250
亂用止瀉藥丟了健康 253
煎中藥時間並非越長越好 256
看廣告吃藥會吃出危險 258
吃過期藥會導致嚴重後果 261

第六章 日常細節中的超級「毒」殺

開新汽車要防甲醛中毒 266
汽車隔熱紙不好成安全隱患 269
小毛巾易感染大細菌 272
浴廁清潔劑與漂白水液是冤家 275
衛生筷病毒多 277
用報紙墊桌子吃飯太危險 280
小小飲水機潛藏大危害 282
電腦灰塵危害健康 285
筆記型電腦嚴重危害健康 287
熬夜時吸菸「雪上加霜」 289
用力擤鼻涕容易感染疾病 292
長時間嚼口香糖嚼出大危害 295
泡溫泉不當惹上陰道炎 297
憋尿、憋便容易憋出毛病 299
留意辦公室的「電子霧」 301
經常在夜店對健康不利 304
女性游泳當心婦科病 307
霧天運動不利身體健康 310
健身房污染越鍛鍊越生病 313
邊打麻將邊吃東西的習慣害死人 316
莫讓隱形眼鏡成「隱形殺手」 318

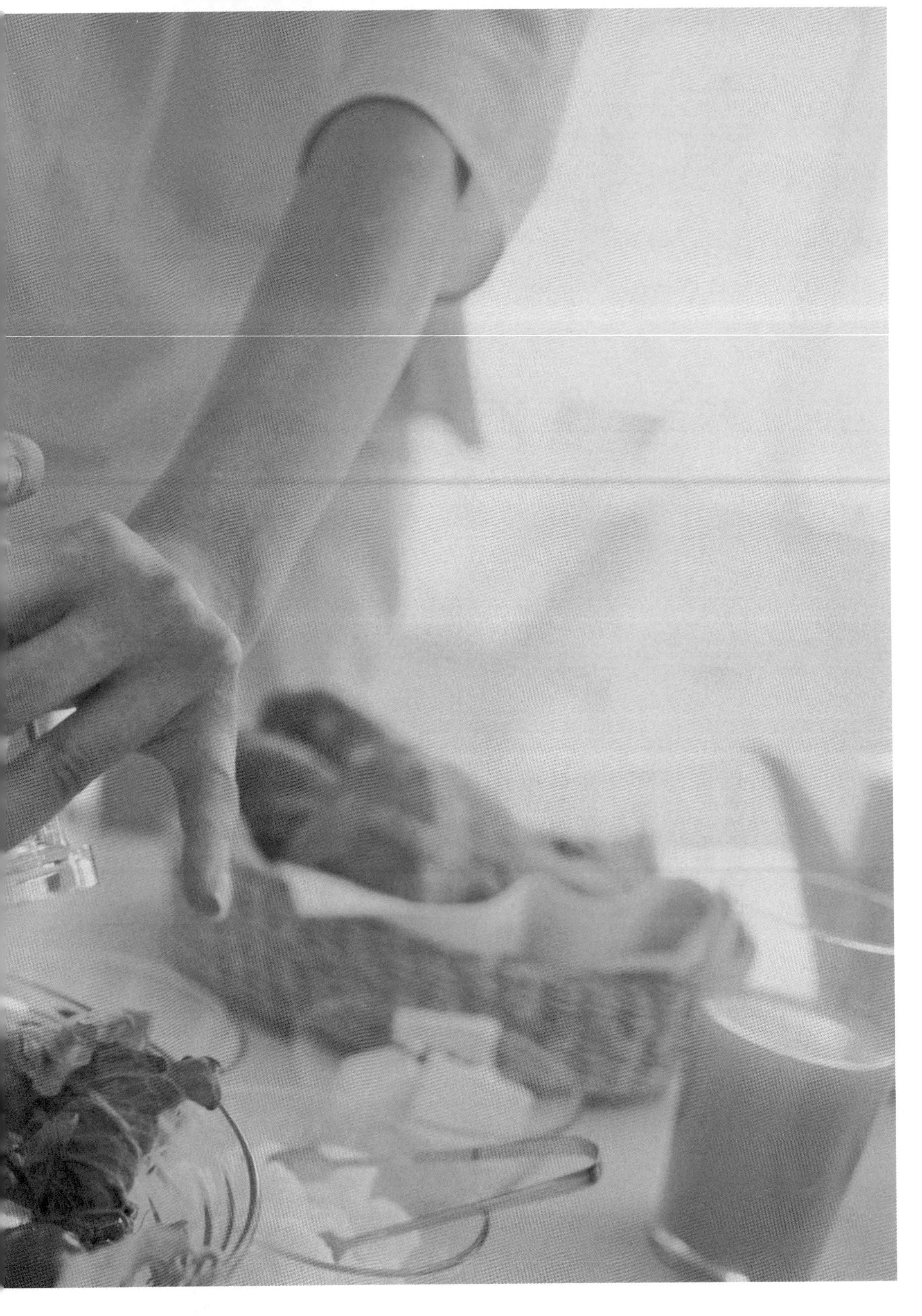

1

飲食

——「毒」從食來，病從口入

Part 1
吃錯了當然會生病

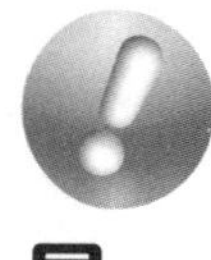

易開罐飲料鋁中毒

玻璃瓶裝的啤酒、飲料不僅笨重，而且易碎，攜帶十分不方便，於是廠商靈機一動，為我們設計出了重量輕、體積小、不易破碎、便於攜帶的易開罐飲料，這樣一來，我們旅遊也好，上路也好，隨時隨地都能享用到好喝的啤酒或飲料。

但是，專家卻建議我們，這種易開罐裝的飲料還是少喝為妙。這又是為什麼呢？

病毒掃描

專家不建議我們飲用易開罐飲料的主要原因，就是易開罐中的含鋁量過高，過多飲用有鋁中毒的危險。

我們都知道，鋁是一種低毒金屬元素，並非人體需要的微量元素，如果人體攝入少量的鋁不會導致急性中毒，但是一旦超過一定的量，就會對人體健康造成危害。人體內的鋁如果大量蓄積，就會損傷大腦，導致癡呆，還可能出現貧血、骨質疏鬆等疾病，尤其是老人、兒童和孕婦，如果體內鋁的含量過高，可導致兒童發育遲緩、老年人出現癡呆，孕婦則會影響胎兒發育。不僅如此，對神經系統、骨骼、肝、腎、心、免疫系統等都可造成不同程度的損害。

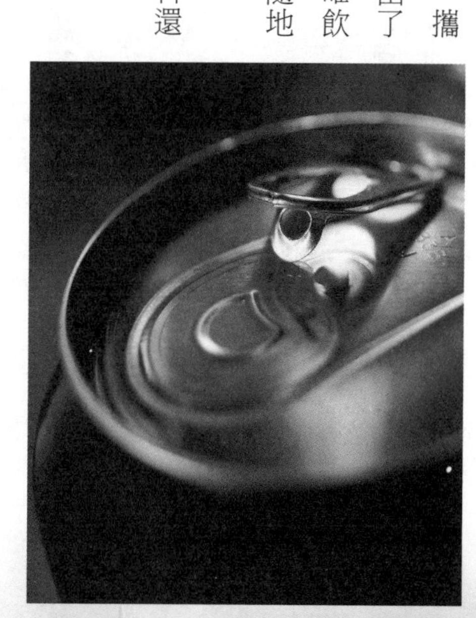

我們所喝的易開罐飲料就容易導致人體鋁攝入過量，據科學家研究發現，易開罐飲料中鋁含量比瓶裝飲料高3～6倍。這是因為在易開罐的加工過程中，難免有些地方保護性塗料沒塗上，或塗得過薄，致使罐內壁鋁合金與飲料接觸。而鋁單質既能和酸反應生成鋁鹽，又能和鹼反應生成偏鋁酸鹽，進而導致飲料中鋁含量逐漸增大。

設置防火牆

平時盡量少喝易開罐飲料，特別是那些處於生長發育時期的青少年、兒童，新陳代謝慢排泄功能較差的老人以及懷有寶寶的準媽媽們更是少喝為妙，應盡量選擇玻璃瓶或軟包裝飲料。

除此之外，平時要盡量多吃一些維生素C含量較高的食物，或者適當補充一些鋅、硒等人體必需的微量元素，這樣可以有效幫助體內鋁元素排出體外。

健康升級

⑴**盡量不使用鋁製炊具。**鋁製炊具一般質地輕軟，容易被刀、鏟等刮傷，產生肉眼看不見的鋁屑，這些鋁屑可隨飯菜入口進入人體，並且鋁還能與鹽、糖、酸、鹼、酒等發生緩慢的化學反應而溢出較多的鋁元素，進而增加了人們攝入鋁元素的機會。

⑵**少吃含鋁量多的食物。**日常中含鋁較多的食物有油條、粉絲、涼粉、油餅、用含鋁的發酵粉非自然發酵法製作的饅頭、麵包等，還有兒童喜歡吃的膨化食品，如薯片、雪餅、蝦條、玉米棒、爆米花等都含有鋁，以上這些食物盡量少吃或不吃。

1歲以下寶寶不能吃蜂蜜

蜂蜜是由蜜蜂採集植物花蜜並經過釀造而成的天然食品，味道甜蜜芬芳，所含的單醣不需要經消化就可以被人體完全吸收，還含有十多種酸類物質、十種常見的維生素、二十多種微量元素、多種活性物質以及一些芳香類物質，因此特別適合婦、幼兒，尤其是老人食用，所以蜂蜜有「老人的牛奶」之美譽。

因為蜂蜜的諸多好處，一些年輕的父母為了給嬰兒增加營養，喜歡在嬰兒飲用的牛奶或開水中添加些蜂蜜。但是，相關的營養專家卻並不支持父母們這樣做，理由是：一週歲以內的嬰兒不宜食用蜂蜜及花粉類製品，否則可能會因為肉毒桿菌污染而引起食物中毒。

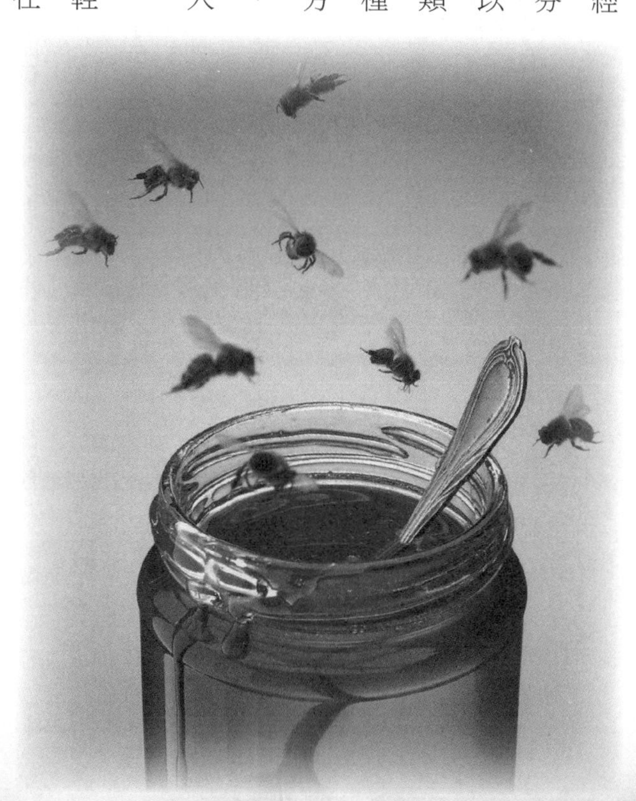

病毒掃描

大氣的灰塵和土壤中，存在著大量的肉毒桿菌，蜜蜂在採取花粉釀蜜的過程中，很有可能會把被肉毒桿菌污染的花粉帶回蜂箱而被製成我們喝的蜂蜜。這種肉毒桿菌適應環境的能力很強，既能耐嚴寒又能耐高溫，甚至能在連續煮沸的開水中存活六到十小時。因此，即使是商場中銷售的經過加工處理的蜂蜜，也可能仍有一定數量的肉毒桿菌芽胞存在。

這些肉毒桿菌芽胞，對成年人構不了什麼威脅，因為成年人的免疫功能比較強，能抑制肉毒桿菌芽胞的生長繁殖和釋放毒素。但對不滿一週歲的嬰兒卻能產生很大的危害，嬰幼兒的免疫系統尚未發育成熟，這些芽胞一旦進入嬰幼兒體內，便迅速生長繁殖，發育成肉毒桿菌，並釋放出大量毒性甚強的肉毒毒素。極其少量的毒素就能使嬰兒中毒，嚴重者還可能引起死亡。

設置防火牆

一週歲以後的嬰兒方可進食蜂蜜，若想給一週歲以下的嬰兒補充營養的話，不妨給寶寶餵食一些果汁或水果泥；蔬菜的話，可餵食一些空心菜、胡蘿蔔、小白菜等，但要記得剁碎、剁細後，寶寶才能嚥得下去；豆類的話，可給寶寶喝豆漿，和適量食用一些豆腐。魚、肉、蛋類也要給寶寶攝取，最好是以魚肉鬆或魚肉泥的方式餵食等，雞蛋要搗碎了才可給寶寶食用。

健康升級

教你識別摻假蜂蜜：

(1)如果是摻有糖的蜂蜜，看起來透明度會較差，不夠清亮，呈渾濁狀態，其花香味聞起來也較差。

(2)也可將蜂蜜滴在白紙上來識別蜂蜜的真假，如果蜂蜜漸漸滲開，說明這蜂蜜純度較差，可能摻有蔗糖和水。

(3)將少量蜂蜜加入水中煮沸，待冷卻後滴入幾滴黃酒，搖勻，如果發現溶液的顏色變成藍色或紅色、紫色，則說明該蜂蜜品質較差，可能摻有澱粉類物質。

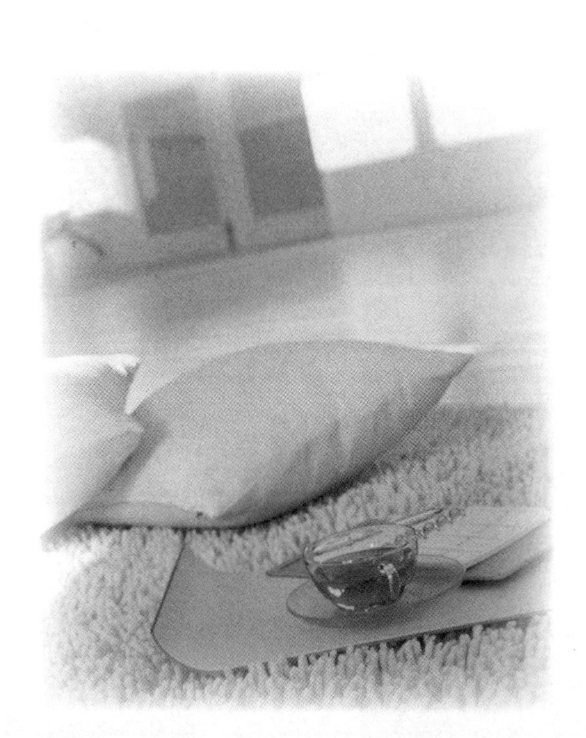

亂吃零食，小心變成老毒物

隨著人們對零食的大量需求，廠商挖空心思為人們奉獻出各式各樣的零食，五顏六色的零食越來越討人喜愛。如口感軟滑、色澤鮮豔、晶瑩透亮、清甜滋潤的果凍，口味甜美、色澤鮮亮的果乾、蜜餞，以及口味多變、富有嚼勁、讓人流口水的牛肉乾、魚乾等。

不知不覺中，這些零食就讓人暴吃上一大堆，忘記了飢餓，代替了主食，整天沉溺於這些美味零食裡。殊不知，這樣暴吃零食雖然滿足了口腹之慾，卻會在不知不覺中，將你變成一個「老毒物」！

病毒掃描

別看這些零食都色澤美豔，口味令人著迷，但是，如果你知道這些零食的製作內幕後，估計就不會對它們有這麼多的好感了。

首先，拿果凍來說，目前市場上賣的果凍，即使是果味果凍，絕大多數也並不是用水

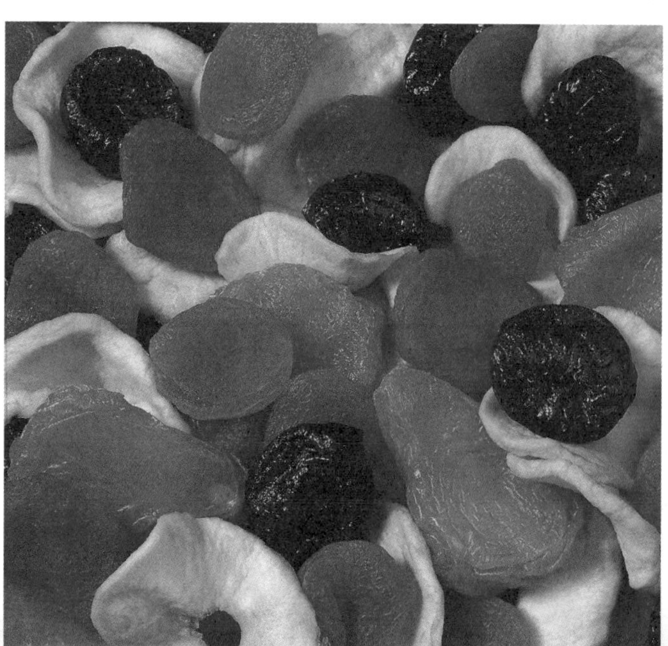

果製成，而是採用很多人工材料製成的，如將海藻酸鈉、瓊脂、明膠、卡拉膠等製成增稠劑，再加入少量人工合成的香精、人工著色劑、甜味劑、酸味劑等調製成讓你迷戀的口味，最後，果凍就這樣大功告成了。如果處於生長期的青少年長期攝入果凍等含糖食物，會影響體內丙酮酸、乳酸等代謝廢物的排泄，久之就會形成有害的「酸性體質」。「酸性體質」的兒童容易出現好動、易怒、思維及判斷能力降低、注意力不集中等症狀，不利於他們的健康成長。另外，甜味劑、香精等添加劑還會對人體肝臟等臟器造成損傷，嚴重影響健康。

再看這些果乾、蜜餞類食物，在果乾、蜜餞加工過程中，常在醃漬前對原料進行硫處理，以抑制氧化變色，增進果實滲糖，並兼具防腐作用。其中的亞硝酸鹽會使人中毒，如果在腸胃道內可轉化為強致癌作用的亞硝胺，可引起食管癌、胃癌、肝癌和大腸癌等。此外，亞硝酸鹽進入胎兒體內還會導致胎兒畸形。

最後，來看看肉乾、魚乾等零食。魚乾、魷魚絲之類食品中，由於其中蛋白質分解產物和亞硝酸鹽結合會形成強致癌物亞硝胺。另外，由於肉乾、魚乾中蛋白質太多，超過了人體的吸收能力，就會在體內形成氨、尿素等一系列代謝廢物，增加肝腎的負擔，甚至由於消化、吸收不完的蛋白質會促進腸道腐敗菌的增殖，在腸中形成糞臭素，甚至致癌物質。

設置防火牆

更科學地吃零食，為零食劃分好級別，如「可經常食用」、「適當食用」、「限量食用」，並遵循以下原則：

⑴ **可經常食用的零食。**

高營養低脂肪的食物為可經常食用的零食，如低脂乳酪、含粗纖維的全麥餅乾、不太甜的麵包和三明治等，還有杏乾、無花果等乾果，綠茶、花茶等飲品以及乳製品、豆類製品等，都是可經常食用的零食。此外，一切新鮮的蔬果也是真正的營養健康零食。

⑵ **適當食用的零食。**

可以適當食用的零食，如營養價值高，但糖分、油脂含量也較高的點心、有餡的甜麵包、奶昔、巧克力奶以及堅果類食物等，可適當食用，但要控制食用的數量和次數。

(3) 限量食用的零食。

限量食用的零食，即指盡量少食用的零食，一般主要包括糖果、含糖分較多的巧克力、汽水和甜飲料、炸薯片或薯條、酥皮點心、奶油蛋糕以及街頭油炸食品等食物。這類零食營養含量極少，而且糖分和脂肪的含量卻極高，因此平時應盡量少食用。

健康升級

⑴ **不以零食代替正餐。**

零食中的營養成分比較單一，如果以零食取代正餐則不能滿足人體對各種營養成分的需要，容易導致營養不良或維生素缺乏，為身體健康埋下隱患。

(2)遠離「五高一多」零食。

「五高一多」零食，即高碳水化合物、高脂肪、高熱量、高鹽、高糖、多味精的零食。

(3)經常變換零食的種類。

經常變換零食的種類，既可以保證胃口不斷得到各種新食品的刺激，保持其活力，還可以促進人體攝取到不同的營養成分。

(4)吃零食講技巧。

每個人可根據自己的特點來選擇零食，如正餐吃得較素，可選擇能補充蛋白質的零食；正餐吃得較飽，可吃些助消化的零食；高血壓患者可選擇有助於降壓的零食；糖尿病患者進食些降血糖的零食；青少年、兒童則可選擇有益智健腦作用的堅果類零食。

(5)吃零食講方法。

處於緊張、焦慮之中時，可適當吃點零食，有助於消除緊張情緒；每三到四個小時進食適量零食有利於保持身材苗條。但無論如何，吃零食需要細嚼慢嚥，不可快速進食。

(6)自己動手做健康零食。

市場上出售的零食，往往會添加一些添加劑，長期食用對人體健康不利。所以，不妨自己動手做一些零食來吃，安全、健康又放心。

農藥殘留成可怕的隱形「殺手」

日常中的水果和蔬菜，是我們人體所需的維生素、礦物質和膳食纖維的重要來源，也是人們維持身體健康、增進營養必不可少的重要食品。因此，我們的飯桌和廚房裡，春、夏、秋、冬四季都永遠少不了水果和蔬菜。但是，由於水果和蔬菜在生長的過程中，經常遭受到病蟲害的侵襲，為了控制病蟲害的發生和蔓延，果農、菜農們就不得不使用農藥來殺蟲、滅蟲，以增加蔬果的產量。

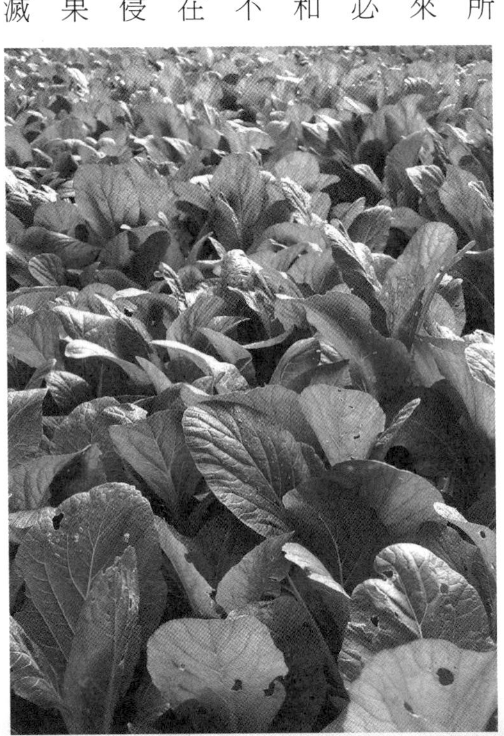

目前，隨著農藥種類的增多，施用量的不斷增大，蔬果產品的農藥殘留問題也不得不擺在我們的面前……

病毒掃描

一般情況下，我們的農民經常使用的農藥按其作用不同，可分為殺蟲劑、來菌劑、除草劑、植物生長調節劑等幾類。農藥的作用不同，其毒性和殘毒時間也不同，如果適量用藥對人體危害不大。但是，一旦在種植過程中農藥的使用量過多，造成有害物質的殘留過高，對人體健康就會產生極大的危害。

其中的有機磷農藥是世界上應用最廣泛的農藥之一，有機磷農藥屬於神經毒物，攝入人體後，主要表現為抑制血液和組織中的乙醯膽脂酶的活性，進而導致身體出汗、震顫，以及引起神經功能紊亂、精神錯亂、語言失常等一系列症狀表現；氨基甲酸脂類農藥雖然與有機磷農藥的中毒症狀一致，但較有機磷中毒要恢復得快；像DDT這樣的農藥，對人體的影響則主要是肝臟組織和肝功能的損害。蔬果種植過程中，大量使用的殺菌劑、除草劑等也會造成農藥的污染和蔬果中的藥物殘留，這些殘留農藥如果在人體中長期累積滯留，就會導致人體一些慢性疾病的發生。

更可怕的是，科學研究發現，有機氯農藥還存在於人乳中，產婦體內如果蓄積有機氯農藥，不僅可以從乳汁中排出被寶寶食用，而且在懷孕的時候就可以透過胎盤進入胎兒體內，導致胎兒發生病變。

設置防火牆

(1) 儲藏去毒法。

空氣中的氧與蔬菜中的酶等活性物質以及殘留的農藥三者一起會發生反應，進而可有效促使農藥氧化降解。因此，蔬果買回家後，最好將其放置在室溫中一段時間後再食用，這樣可以減少農藥殘留量，降低其毒性。

⑵ **去皮去毒法。**

由於直接接觸等原因，往往導致農藥殘留量在蔬果表面上最高，有的甚至可以佔到全果總農藥殘留量的90％以上，所以，將蔬果去皮是去除農藥殘留的一種較好的方法。

⑶ 水洗去毒法。

針對我們經常使用的有機磷農藥來講，其中大都是一些磷酯或醯胺，這些物質在水中可以發生部分水解，能有效降低農藥殘留的毒性，如果用洗滌劑來清洗，能有效降低蔬果表面的農藥殘留。

⑷ **加熱去毒法。**

在使用的各種農藥中，有些農藥在高溫下容易揮發或分解，並且在水中的溶解度會隨著溫度的升高而增大。

健康升級

有些人喜歡買多蟲蔬菜，認為蟲子多的蔬菜是沒施打過農藥的，而且很多菜販也以此為「賣點」。實則不然，由於眾多蔬菜的種類中，因為成分不同，氣味也各異，因此有的蔬菜反而特別受到蟲子的「青睞」，這蔬菜本身就是多蟲蔬菜，當然有的蔬菜蟲子不大喜歡吃，屬於少蟲蔬菜。因此，對於受到蟲子青睞的多蟲蔬菜，由於害蟲多，菜農們不得不加大農藥的噴灑量和次數，這樣反而更容易形成農藥殘留。日常生活中的多蟲蔬菜主要有大白菜、捲心菜、花椰菜等，因此，在購買這類蔬菜的時候一定看清檢測報告再購買。

所以，相對而言，我們平時就應盡可能地選吃少蟲蔬菜，少蟲蔬菜中，我們常見的有胡蘿蔔、洋蔥、大蔥、大蒜、芹菜、韭菜、茼蒿、生菜、香菜等。

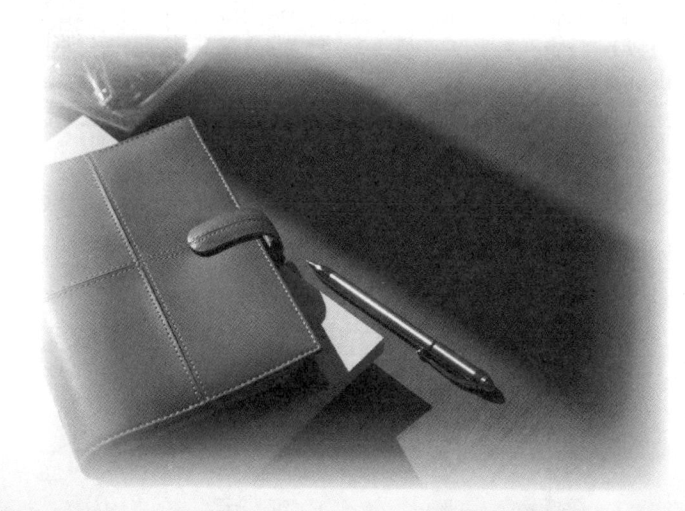

早晨不放水，吃下「退伍軍人菌」

每天早上醒來，我們要做的第一件事情往往就是擰開自來水龍頭洗臉、刷牙、做飯。但是，我們卻不知道，早晨水龍頭裡剛放出來的水卻是不能用的，不僅不能喝，就是用來洗漱都不可以，因為水中可能隱藏著健康殺手——退伍軍人菌。

病毒掃描

一夜未用的水龍頭以及附近水管中的自來水是不流動的，這靜止的水中殘留著經過一夜大量繁殖的微生物，其中就有一種叫做「退伍軍人菌」的細菌。

為何被叫做「退伍軍人菌」，這是有典故的，要追溯到一九七六年美國費城的一家旅館中，一群退伍軍人在此舉行了年會。而年會舉行後的一個月內，當時參加年會的兩百二十一人都得了一種「怪病」，其中三十四人相繼死亡。這件事當時引起了很大的轟動，科學家研究發現，導致這些軍人死亡的兇手竟然就是存在於水龍頭和水槽水樣中的一種致病微生物！因此，醫學界後來就把這種病命名為「退伍軍人症候群」，而這種細菌也就被叫做「退伍軍人菌」，被「退伍軍人菌」感染的患者如果不即時治療，就會嚴重影響身體健康，其死亡率可高達25～30％。自從這件事情發生後的近幾十年來，退伍軍人症候群不斷地在許多國家爆發、流行，引起了醫學界的廣泛關注。

除了「退伍軍人菌」外，這一夜停止不動的水還會與金屬管壁及水龍頭金屬腔室產生水化反應，形成金屬污染水，我們常常在早晨第一次放水時就會看到那些水質有變化的水，如顏色發黃、發白或者渾濁等，這就屬於金屬污染水，這種水同樣也不能使用。另外，我們的水源大都為地表水，受洗滌劑等有機物污染較大。一些有機化合物會和通入水中的消毒劑——氯氣反應生成鹵烴化合物，如三氯甲烷，這類物質有潛在的致癌性。

設置防火牆

為了防止早晨的水對身體健康產生危害，可以在早晨起床後先擰開水龍頭，讓它放出約一小盆左右的水之後，再進行洗漱、做早餐等。這些放出來的水如果怕浪費，可以用來沖洗廁所，也可用來澆花、洗抹布、拖地板等，但要記住，應盡量避免飲用或洗漱之用。

健康升級

早晨除了不能飲用水龍頭剛出來的水外，以下這幾種水也還不宜飲用：

(1) **鹽水。**很多人認為早晨起床後適當喝一些淡鹽水有益於身體健康，其實這種觀點是錯誤的。人體在睡眠中，呼吸、排汗、泌尿等生理活動會消耗掉體內許多水分，因此在早晨起床後，人體內的血液已經成為濃縮狀態，此時最好能飲一些白開水來幫助稀釋濃縮的血液。此刻飲用鹽開水，不僅對身體無益，反而會加重高滲性脫水，令人備加口乾舌燥。並且早晨起床後是人體血壓升高的第一個高峰，如果再喝一些鹽開水會使血壓更高，對身體健康十分不利。

(2)**飲料**。有些人喜歡在早晨起床後，用果汁、汽水、咖啡、牛奶等飲料來代替早晨的第一杯水，這種習慣同樣會對身體健康造成不利影響。像汽水之類的碳酸飲料中大都含有檸檬酸，在人體代謝這些檸檬酸的過程中會加速鈣的排泄，導致鈣的流失，長期如此則會導致體內缺鈣。另外一些飲料，如咖啡具有一定的排尿作用，在清晨飲用時會增加機體對水分的需求，反而造成體內缺水。果汁、牛奶等做為清晨的第一杯飲料，不僅不能提供機體最需要的水分，還會加重腸胃消化、吸收的負擔，不利於身體的健康。

暴飲不排毒，反會「水中毒」

晶晶是個愛美的女孩，聽說多喝水不僅能減肥，還能排毒養顏，於是晶晶就將水當主食，每天都喝幾大瓶水，為了減肥，在健身房運動一番後，又餓又渴的她就用水充飢。有一天，晶晶運動完後，喝了一肚子的水，突然嘔吐起來，頭也痛得厲害。以為自己是中暑了，就跑到房間裡躺下休息，可是一點也不管用。

只好去醫院看醫生，醫生問了她的情況後，告訴她這是「水中毒」了。晶晶聽了一驚，喝水居然還會引起「中毒」？

病毒掃描

到了夏天，出汗增多會導致人體內的水分大量流失，同時，體內的鹽分也隨著水分排出體外。這時如果體內水分補充不足，就會導致體內熱量散發困難，出現中暑、口渴、虛脫等現象。如果此時大量喝水，而不補充鹽分，這樣一來，水分雖然會進入人體，但很快就會經胃腸吸收後，又經過出汗排出體外，不僅不能補充鹽分，反而會導致更多的汗水帶著鹽分排出體外。進而導致人體出現頭暈、眼花、噁心、嘔吐、腹瀉、口渴等現象，嚴重者還會造成昏迷。

不僅如此，如果由於口渴而暴飲的話，體內水分驟增，人體無法吸收，就會導致排尿和出汗量增加，進而造成電解質的大量流失，加重了心血管和腎臟的負擔，使人出現心慌、乏力、尿頻等症狀。

設置防火牆

科學飲水的原則，應該是少量、多次、慢飲。在大量出汗後，如果感到口渴時不要暴飲，而是先用水漱口，讓口腔和咽喉得到充分的滋潤，然後再喝少量的水，停一會兒，再喝一些，再停一會兒，如此分幾次來喝，就不會發生「水中毒」了。

另外，如果能在大量出汗後，即時補充點鹽分更好。因為含鹽的水中含有大量的鈉、鉀等礦物質，可以補充出汗時流失的鹽分和礦物質。此外，如果喝鹽水時適當加些糖，則可以有助補充機體的能量消耗。

健康升級

除了防止水中毒外，日常生活中以下幾種水也不能飲用：

(1)**反覆滾燒的水**：如果水反覆地滾燒後，就會導致水裡形成亞硝酸鹽，亞硝酸鹽進入人體就會形成致癌物質——亞硝胺，如果長期飲用這樣的水，

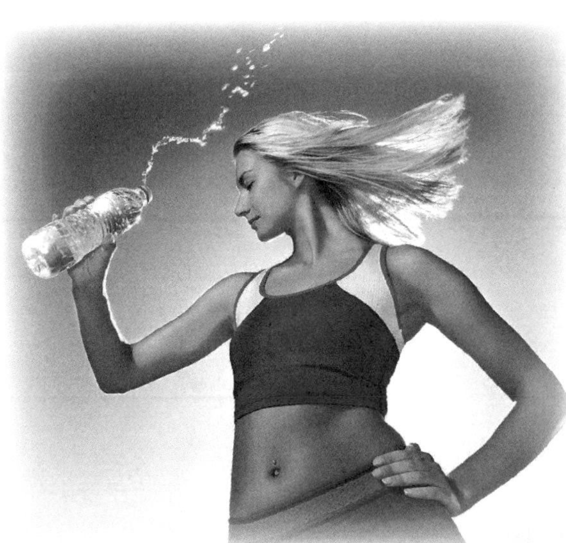

就容易誘發癌病。

(2)**老化水**：老化水俗稱「死水」，也就是指長時間儲存不動的水。常飲這種老化水，對青少年來說，會導致新陳代謝變慢，影響生長發育，而對中老年人來說，則會加速衰老。甚至還會誘發癌病的發生。一般情況下，水儲存時間越長，水中的有毒物質也就越多。所以，不論開水、桶裝水，還是其他什麼水，都最好不要久存。飲用水最好當天提取，當天飲用。

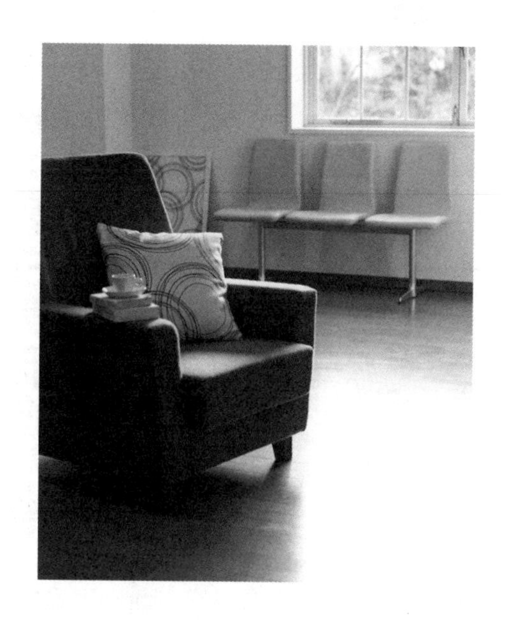

揭祕：增白食品吃不得

在超市裡購買東西的時候，我們都有這樣的心理：不管買的是什麼，我都盡量挑好看的、漂亮的、乾淨的。但是，有些看起來過於潔白乾淨的東西，並不一定是好的。比如許多超市出售的饅頭、包子、花捲、銀耳、粉絲等，外觀越是色澤潔白、乾淨喜人的，卻越不宜購買，因為它們往往沒有表面上看起來健康。

病毒掃描

為了使麵粉的外觀更加潔白好看，廠商在生產加工的時候往往會添加一些化學增白劑來進行增白處理。增白劑在麵粉當中分布不均，甚至有的會集中在一塊兒，這就造成了部分麵粉中的過氧化苯甲醯超標。製作成食品以後，會對人體產生危害。

此外，也有一些廠商會在麵粉中添加「吊白塊」。「吊白塊」本是工業用品，在加工的過程中會分解產生甲醛。甲醛不僅能使麵粉變得更加潔白，還會增加麵粉的韌性，但人體長期攝入就會對腎臟產生危害，甚至有致癌的危險。假如人體一次攝入十克的甲醛，就會導致死亡。

設置防火牆

為了自身的健康，添加過增白劑的食品盡量不要食用，還有一些水泡數日卻沒有變質跡象的水發食品，也不宜食用。因此，在平時購買食品的時候，一定要加強對食品是否使用增白劑的辨別能力。

(1)使用過增白劑的食品會呈現出雪白色，而沒有使用增白劑的則呈現乳白或是微微的黃色。

(2)使用過增白劑的食品本身是無味的，或者是有微微的一股化學藥品味；而沒有使用增白劑的食品則會呈現出麵粉所特有的清香味。

健康升級

除了增白食物不能食用外，有些過於豔麗的增「色」食物也不宜食用。比如有些商家為了使蛋糕、糕點等食品更加嫩黃、豔麗，會在其中添加大量的色素，人體一次攝入的色素過多，很有可能引起過敏和腹瀉等。當色素在人體內大量堆積時，就會對腎臟和肝臟造成損傷。在食用含有色素的食品時，一定要特別注意：購買時要看清楚標籤上的成分表，看其中所含的色素是否過量。假如是添加了檸檬黃和日落黃的食品，一定要謹慎食用，這兩種色素對人體的危害尤其之大：平時也要少食用含有色素的食品、飲料等，尤其是兒童更應該避免食用。

常吃燒烤食物容易致癌

夏天的時候人們喜歡吃燒烤，路邊上一個個燒烤攤總是顯得特別熱鬧。吃著燒烤，再加上一瓶冰鎮啤酒，的確是件愜意的事。但你知不知道，經常吃燒烤會引發人體的各種疾病，長久下去還有致癌的危險呢！

病毒掃描

肉類中的蛋白質、維生素等營養物質，在高溫狀態下會遭到破壞，還會發生變性形成致癌物質。木炭、焦炭等燃料燃燒時會產生一種叫做多環芳烴類的化合物，這類物質也有致癌的危險，沾染到食物上被人體食用後，就有可能誘發胃癌與食道癌等。

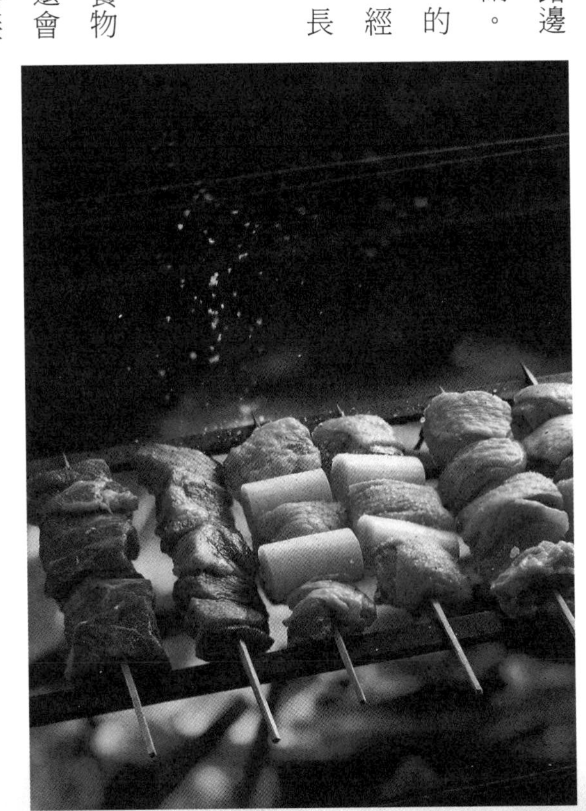

食物在經過燒烤以後會變得燥熱，再加上孜然、辣椒等調味品，就更加的辛辣刺激。經常食用這種食物，會對腸胃道的蠕動和消化液的分泌產生很大的影響，甚至還會損傷消化道黏膜。

另外，有些小販售賣的羊肉串使用的肉往往沒有經過國家有關部門的衛生檢疫，使這些肉的品質和來源無法得到保障；用來串肉的，通常也是廢鐵籤或未經過消毒處理的竹籤，廢鐵籤循環使用不但不衛生，還含有鉛等有害重金屬，危害人體健康。

設置防火牆

喜歡吃燒烤，但又怕吃太多會危害身體健康的朋友，不妨注意以下幾點：

(1)肉類在燒烤的過程中，分解出來的脂肪容易滴在燃燒的木炭上，就會產生一種叫苯並芘的致癌物，如果這種物質黏附在食物上，被人體食用後，就會有致癌的危險。如果用一層錫箔紙將食物包裹起來再烤的話，便會大大降低致癌的機率。

(2)燒烤食物時，難免會有將食物燒焦的時候，而燒焦的食物中含有致癌物，如果食物燒焦了後就不要再食用了。

(3)吃燒烤時，盡量少吃，並且盡量多選擇一些低脂肪的食物。燒烤不一定非要以肉類為主，像玉米、番薯以及新鮮的洋蔥、蒜頭、辣椒等也都是健康又味美的食物，不妨代替肉類燒烤來食用。

(4)盡可能地減少燒烤食物的進食量和頻率。每週食用不要超過兩次，每次以不多於一百克為宜。

健康升級

在吃燒烤的時候，啤酒往往是必不可少的伴侶飲料。正是因為在吃燒烤的同時又不加控制的飲酒，更增加了致癌的機率。

啤酒中的酒精不僅會使消化道血管擴張，溶解消化道黏膜表面的黏液蛋白，使人體更容易吸收致癌物質，還能降低肝臟的解毒功能，進一步促使致癌物質在體內發生作用。此外，酒精還會對人體的免疫功能起到一定的抑制作用，這樣就加強了致癌物質的活化，增大了誘發癌症的機率。因此，在吃燒烤的時候，盡量不飲酒或適量飲酒。

咖啡雖好，喝多了也是毒藥

如今，咖啡似乎已經成了一種新潮時尚生活的代名詞。工作期間喝杯咖啡可以醒腦，夜間熬夜喝杯咖啡可以提神，朋友聚會喝杯咖啡可以調節氣氛……但你是否知道，咖啡喝多了不僅會引起咖啡因中毒，還會導致各種疾病。

病毒掃描

如果長時間大量攝入咖啡因，容易導致人體對咖啡因形成依賴，不攝入就會出現渾身困乏、精神委靡、疲軟等症狀。但攝入太多咖啡因卻能導致咖啡因中毒，出現面紅、煩躁、緊張、多尿、失眠、刺激感以及消化道不適等症狀。不僅如此，如果人體內的咖啡因過量，還容易誘發心臟病、高血壓、糖尿病、骨質疏鬆症等一系列的疾病，對身體造成極大危害，更嚴重者還會有生命之憂。

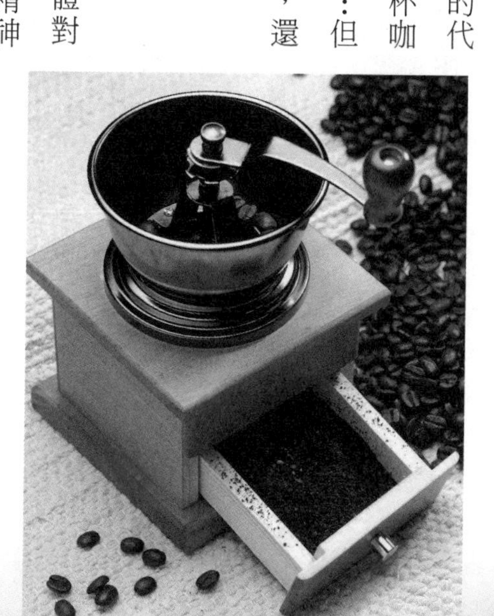

設置防火牆

咖啡不宜喝太多，每天應該控制在兩到三杯。一般情況下，成人每天咖啡因的安全攝入量為三百毫克，如果是以兩百四十毫升為約一杯的量來計算的話，每杯可樂含咖啡因是23～31毫克，每杯茶中的咖啡因含量是20～90毫克，所以一般人每天可飲用五到六杯含咖啡因的可樂。

健康升級

(1)高血壓、腎衰竭、糖尿病、癲癇以及缺鐵性貧血患者不宜飲用咖啡。

(2)空腹喝咖啡不僅起不到提神的效果，還會對腸胃功能造成損傷，尤其是患有胃潰瘍和十二指腸潰瘍的人，更不應該在空腹的時候飲用。

(3)咖啡和酒精同時作用，就會加重酒精對身體的危害，甚至還有誘發高血壓的可能。因此，在喝酒或者酒後不宜飲用咖啡。

(4)咖啡有很明顯的提神作用，睡前喝咖啡只會影響人的睡眠，甚至是失眠的狀況出現。所以睡前也不宜飲用。

(5)太濃的咖啡中含有太多的咖啡因，長期飲用更容易出現「咖啡綜合症」。

(6)喝咖啡的同時抽菸，兩者之間相互反應就會導致主動脈血管暫時性的硬化，進而對人體的供血系統產生影響，危害健康。

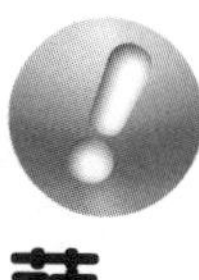

蔬菜久存冰箱有毒害

隨著生活節奏的加快，人們習慣上將幾天甚至一週的蔬菜一次購買回來，然後一股腦兒地扔進冰箱裡存著食用。豈不知，新鮮的蔬菜放太久不僅會使鮮味變淡，食用後還有引發中毒的危險。

馮先生就是因為吃了在冰箱中存了一個多星期的茄子，患上急性腸胃炎住院的。在醫院裡躺著打點滴的馮先生告訴醫生，他吃的是一週前從超市買來的茄子，茄子從冰箱中拿出來的時候表面已經有了幾個小斑痕，但馮先生覺得茄子從買來就一直放在冰箱裡，肯定不會變質，就做成炒茄子吃了。沒想到吃了後，很快就上吐下瀉，肚子痛得受不了，被家人送到醫院才知道自己是患了急性腸胃炎。

病毒掃描

蔬菜中含有硝酸鹽，這種物質本身是沒有毒的，但是在存放一段時間之後，硝酸鹽在酶和細菌的作用下就會被還原成亞硝酸鹽。亞硝酸鹽是一種有毒物質，它在人體內會與蛋白質類物質結合，進而形成具有致癌危險的亞硝酸胺。

放入冰箱內的蔬菜由於與空氣隔絕，蔬菜上的農藥殘留，很容易就滲透到蔬菜中去，並且迅速轉化為亞硝酸鹽等有毒物質，在冰箱內儲存的時間越長，有毒物質含量也越高。因此，即使是外觀上看起來並沒有腐爛的蔬菜，由於久存冰箱，食用後也有可能引起食物中毒。

另外，蔬菜放入冰箱存放，不僅會產生有毒物質，而且營養素的損失也很嚴重。一般情況下，如果將新鮮蔬菜放入冰箱四十八小時後，蔬菜中的維生素C幾乎全部流失掉，還會導致亞硝酸鹽的含量上升幾十倍。

設置防火牆

在購買蔬菜的時候，千萬不要一次買太多，最好能現吃現買，蔬菜放入冰箱內儲存的時間不宜超過三天的，對於那些已經發黃、腐爛的蔬菜要即時清理出冰箱，也不應再食用。

健康升級

蔬菜之間的合理搭配也是值得注意的問題，如果搭配不當，輕者可造成食物營養流失，嚴重者可引發疾病，或導致中毒現象的發生。

(1)**蘿蔔**：與橘子同食會引發甲狀腺腫，也不要與何首烏、地黃、人參等同食。

(2)**紅薯**：與柿子在體內結合後，很容易形成胃柿石，引發胃脹、嘔吐、腹痛等症狀；也不宜與香蕉同食。

(3)**韭菜**：與菠菜同食會導致腹瀉；與蜂蜜同食會導致心痛；與牛肉同食會令人肝火旺盛。

(4)**茄子**：與黑魚、蟹同食會對胃腸功能造成損害。

(5)**菠菜**：長期與豆腐同食會造成人體缺鈣。

(6)**南瓜**：與羊肉同食會導致黃疸和腳氣病；也不宜與富含維生素C的蔬菜和水果同食。

(7)**竹筍**：與豆腐同食會導致結石；與鷓鴣同食會導致腹脹；也不宜與羊肝和糖同食。

(8)茭白筍：與豆腐同食會導致結石。

(9)芥菜：與鯽魚同食會導致水腫。

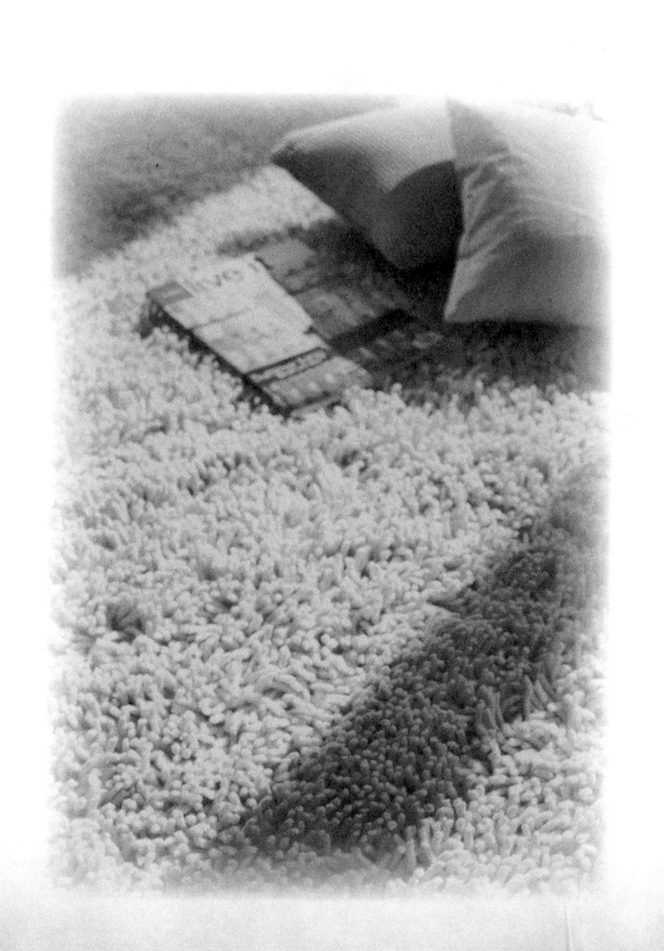

Part 2
烹調不當毒害健康

愛吃「鮮」，但別把自己的命賠上

人們在購買蔬菜的時候，都喜歡挑選最新鮮的，認為越新鮮的味道就越好，營養越全面、越健康。殊不知，有些新鮮的蔬菜本身含有毒素，在食用之前不加注意的話，很可能會引起中毒，危害身體健康。

病毒掃描

(1)新鮮的黃花菜中含有一種叫做秋水仙鹼的有毒成分，如果在食用前沒有經過水焯、浸泡處理，同時又採用急火快炒的方式製作的話，就會引起中毒現象。主要表現為噁心嘔吐、頭痛頭暈、腹脹腹瀉等，嚴重的還會使體溫發生改變，甚至出現四肢麻木的症狀。

(2)新鮮的海蜇雖然美味，但是其中含有四氨絡物、5-羥色胺以及多肽類物質，這些物質有很強的組胺

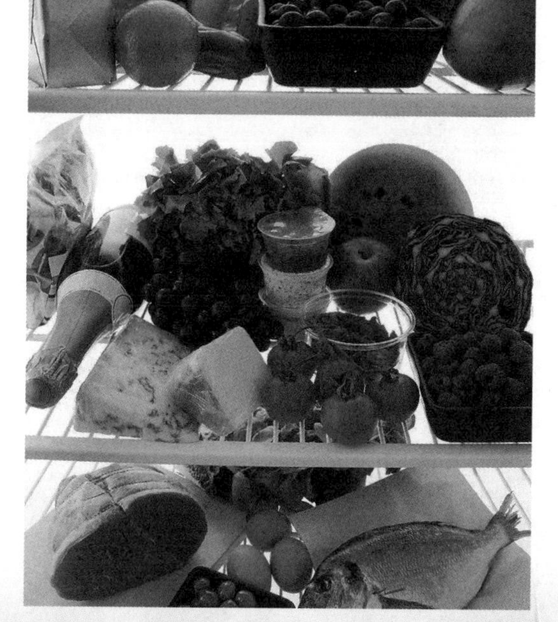

反應，不經處理食用的話就很容易導致中毒現象，比如腹瀉、嘔吐等。

(3)鮮木耳中含有一種叫做「卟啉」的光感物質，這種物質在人體內經過陽光照射以後會引起皮膚瘙癢和水腫，甚至是皮膚壞死。

設置防火牆

針對以上幾種不宜鮮吃的食品，在食用前一定要進行特殊的處理，將其體內的有毒物質清除乾淨，才可放心食用。

(1)新鮮黃花菜在食用前應該把條柄去掉，並用開水焯過，然後放在清水中浸泡，使其中所含的秋水仙鹼最大限度的溶解。新鮮的黃花菜也可以先蒸熟然後晒乾，食用的時候用水泡開就可以了。

涼鹽水、綠豆湯和葡萄糖溶液，可以預防一些輕微的黃花菜中毒現象，對進入體內的毒素進行稀釋。中毒症狀嚴重的話，就應該立刻送到醫院去治療。

(2)鮮海蜇脫水以後才會排盡體內的毒素，因此可以用食用明礬加鹽漬進行處理。海蜇中的副溶血性弧菌在酸性環境中反應強烈，涼拌海蜇之前應該先把其用淡水浸泡兩天，加工完之後再放入醋裡泡上五分鐘，才能把弧菌全部殺滅。

(3)鮮木耳經過曝晒會使其中的「卟啉」物質分解，在食用從市場上買回來的乾木耳之前，也應該先把它們放在水中浸泡，使殘餘的毒素在水中溶解。

健康升級

除了以上太鮮的蔬菜在食用時需要特別注意外，四季豆在食用時，也要注意烹調方式。四季豆又名藝豆、刀豆、扁豆等，是受人們喜愛的蔬菜。四季豆中主要含有皂甙物質和紅細胞凝集素，皂甙對人體消化道產生強烈的刺激作用，可引起出血性炎症，並且對紅細胞還有溶解作用，對人體健康十分不利。而紅細胞凝集素如果加熱不夠徹底，毒素成分就不會被破壞，食用後很可能就導致中毒現象發生。四季豆中毒現象主要表現為噁心嘔吐、腹痛腹瀉、頭痛頭暈、出冷汗等症狀，還有的會出現四肢麻木、胃燒灼感等症狀。

因此，四季豆在製作的時候一定要徹底加熱燜透，使其中的毒素完全分解。此外，在購買的時候也要注意不要挑太老的，清潔時要把四季豆的兩頭和豆莢去掉，因為這兩個部位毒素比較多，最好摘除。

喝了不熟的豆漿容易中毒

豆漿所含有的營養價值已經得到了人們的充分肯定，越來越多人喜歡在早餐店喝豆漿，也有的人更喜歡自己在家裡做豆漿。但要注意，在加工豆漿的時候，如果沒有徹底煮沸的話，其中的有毒物質也會對人體造成危害，引起中毒現象。

病毒掃描

大豆中的胰蛋白酶抑制物、細胞凝集素和皂素等都是有毒物質，並且耐熱性很高。如果加熱的不夠徹底，其中的毒素就不會被分解，食用以後就很容易發生中毒，主要表現為噁心嘔吐、腹痛、腹脹、腹瀉等，嚴重的還會導致脫水和電解質紊亂。

此外，豆漿中還含有一種叫做皂素的物質，它進入人體後會強烈的刺激黏膜，使局部變得充血、腫脹甚至是出血。同時，它還會對紅細胞產生破壞的效果，有溶血的作用。而這種毒素也只有在高溫的狀態下才會被分解。

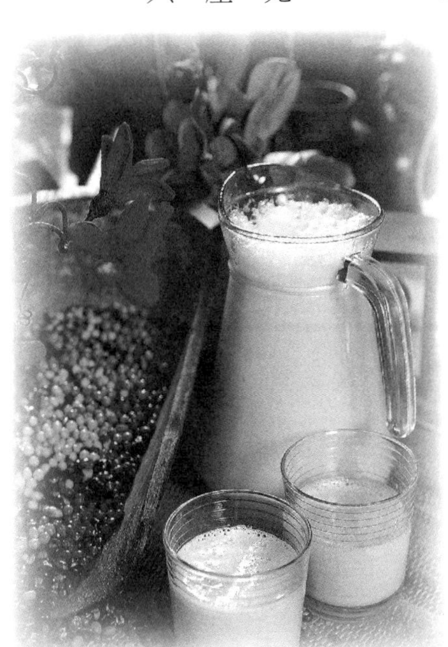

設置防火牆

一般情況下，當生豆漿煮到80℃的時候，往往會出現大量白色泡沫湧出，導致一種「假沸」現象。這時候，很多人就誤以為豆漿已經煮熟。實際上，此時的溫度還遠遠不能破壞豆漿中的有毒物質，因此，在出現「假沸」現象後，不要立即停火，而是適當調小火力，再繼續加熱三至五分鐘，使泡沫徹底消失，這時的豆漿才可以放心飲用了。

健康升級

在飲用豆漿的時候，要注意以下幾點：

(1)豆漿不宜與雞蛋同食。豆漿中的胰蛋白酶和蛋清中的卵清蛋白結合以後，會對營養成分造成損害，進而降低了兩者的營養價值。

(2)豆漿不宜加紅糖。豆漿中的蛋白質與紅糖中的機酸能結合以後會產生變性沉澱物，使豆漿原有的風味喪失。

(3)豆漿不宜盛放在暖瓶裡。豆漿中的皂甙使暖瓶裡的水垢脫落以後，其中的有害物質就會進入到豆漿之中發生溶解。同時，放置的時間太長還會產生大量細菌，使豆漿變質。

(4)患有急性胃炎和慢性淺表性胃炎的病人、胃潰瘍患者、腎功能衰竭的病人、腎結石以及痛風病人都不宜飲用豆漿。

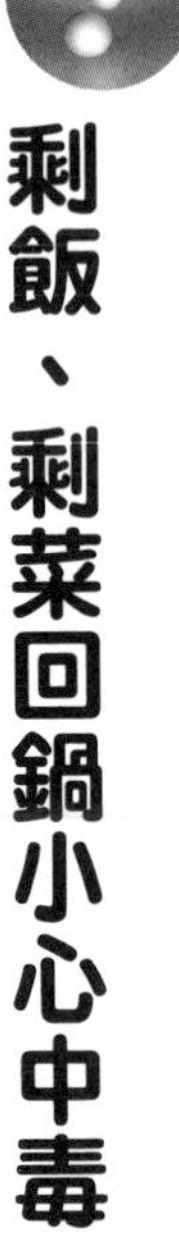

剩飯、剩菜回鍋小心中毒

很多人上一頓的飯菜做太多，吃剩下的捨不得倒掉，反覆回鍋加熱後再食用。豈不知這樣的飯菜不僅味道差了很多，其中孳生的病菌也很容易使人發生中毒反應。

病毒掃描

剩飯、剩菜在加熱的時候，高溫只能殺死食物中的一部分細菌，卻無法消除細菌所釋放出來的化學毒素。食物在放置的過程中會感染一種變形桿菌，它可以分解食物中的肽類，對熟肉、動物內臟、蛋類、涼拌菜，以及剩飯、剩菜更容易造成感染。人食用被這種病菌感染的食物就會導致中毒，出現噁心嘔吐、腹痛腹瀉以及過敏反應等症狀。

設置防火牆

(1)由於食物易受細菌感染，所以在烹製的時候最好不要做太多，能吃多少就做多少。如果剩下，則要妥當處理，應將剩飯鬆散開，最好置於通風、陰涼和乾淨的地方存放。

(2)如果要放入冰箱保存，要等剩飯溫度降至室溫時才可放入。保存時間不宜過長，最好以不隔餐為宜，採取早剩午吃，午剩晚吃的辦法，保存時間應縮短在五至六小時以內。

(3)不要用熱水泡吃剩下的飯菜，也不要把剩飯倒在新飯中一起食用。吃剩菜時，一定要徹底加熱，可將其改為湯菜、燉菜，也可加點新鮮蔬菜，進而變成一道新菜，既健康又別有風味。

健康升級

大部分食物的感染都是由於變形桿菌引起的，而這種病菌主要又是透過昆蟲來傳播的。因此在平時一定要注意做好家庭的環境衛生和個人衛生，消滅廚房裡的蟑螂和蒼蠅，避免傳播疾病。

如果一旦不幸發生剩飯、剩菜中毒，自己可以先用手指刺激咽喉部，盡量將殘留在胃裡的食物傾吐出來，然後躺在床上休息一會兒，同時一定要注意保暖。中毒症狀比較嚴重的，要盡快將病人送去醫院治療。

鹹菜醃不透就吃，等於吃毒藥

生活中，有的人喜歡根據自己口味來醃漬鹹菜。但是，如果醃漬方法不當，不僅會導致人體疾病發生，甚至還有致癌的危險。

病毒掃描

人們食用沒有醃透的鹹菜很容易中毒。這是因為新鮮蔬菜裡都含有硝酸鹽，如果這些蔬菜還沒有用鹽醃透就食用，其中的硝酸鹽就會進入人體內，在腸道細菌的作用下被還原為有毒物質亞硝酸鹽，進而引起中毒的反應，出現頭昏、暈眩、氣短以及胸悶等一系列中毒症狀。不僅如此，原本醃鹹菜中就含有致癌物質亞硝酸胺，在還未醃透或醃過度的鹹菜中，亞硝酸胺物質的含量會更多，如果此時食用，會導致人體大量攝入亞硝酸胺。

設置防火牆

(1)在醃菜的同時，可以放入適量維生素C片劑，因為維生素C可以有效阻止亞硝酸鹽的合成，進而也降低了有毒物質亞硝酸鹽的含量。

(2)醃菜的時候要注意，應該使用濃度不低於12％的鹽水來醃漬，醃漬時間不能少於八天，但是也不宜過長，以免醃菜變質。

(3)食用時，用水煮、日照、熱水洗滌等方法，可以將醃菜中的致癌物質清除，但是醃漬蔬菜的陳湯應該倒掉，不能繼續食用。

健康升級

同是鹹菜，相較而言，豆腐乳的營養價值則要高很多。因為豆腐乾是豆腐乳的主要原料，因此豆腐乳也屬於營養價值很高的豆製品。豆腐乳中的蛋白質含量達到15～20%，並且還含有豐富的鈣質。不僅如此，豆腐乳在製作過程中經過了發酵程序，因此含有大量的低聚肽類物質，進而具有抗衰老、降血脂、調節胰島素以及預防癌症等保健功能，經過發酵後，也使維生素含量更豐富，蛋白質以及鐵、鋅等礦物質，還有豆類中的植酸等，更容易被人體吸收。

儘管豆腐乳營養價值較高，由於也屬於高鹽食品，因此也不宜多吃和長期食用，日常生活中，每天最多吃一塊豆腐乳，否則容易引起心血管疾病和骨質疏鬆。

吃油炸食物有致癌的危險

許多人都喜歡吃油炸食物，比如油條、春捲、炸魚、炸蝦等，這些食物在過油以後變得更加美味，深受人們的喜愛。也有一些餐館裡將肉、豆腐、馬鈴薯、蘋果等做成油炸食品，來吸引人們。油炸的食物雖然好吃，但吃太多卻會對人的身體造成危害，嚴重的話還會有致癌的危險。

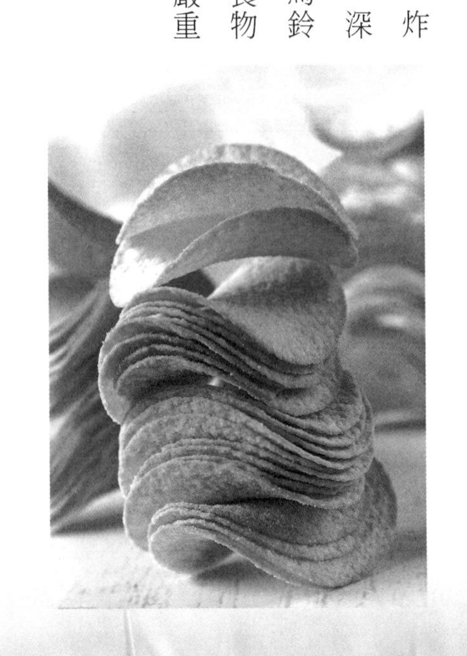

病毒掃描

食物在油鍋中高溫烹製的過程中，不僅會損害其中的營養物質，還會使脂肪酸發生氧化作用，進而形成對人體有害的物質過氧化脂。過氧化脂在體內的大量積聚，會阻礙人體對蛋白質和氨基酸的吸收，容易誘發腦血栓和心肌梗塞等症狀，嚴重者會導致癌症。

此外，一般的油炸食品中都含有一種叫做丙烯醯胺的致癌物質，這種物質會強烈的刺激人的眼睛和皮膚。它通常經過皮膚、呼吸道和消化道被吸入體內，一旦在體內積聚過多，就會對人的神經系統產生影響。

設置防火牆

油炸食品的危害如此之大，我們平時一定要減少食用。食用時，最好同時吃一些蔬菜和水果，比如橘子、胡蘿蔔、十字花科的蔬菜等，這些水果和蔬菜中含有一種類黃酮的物質，可以有效地降低油炸食品中的致癌物質，起到一定的預防作用。

在吃油炸食品的時候，細嚼慢嚥對致癌物質也有一定的抑制作用。人體唾液含有的過氧化物酶、過氧化氫酶和維生素C，不僅有抗氧化的作用，可以消除體內的氧自由基，同時對抗腫瘤也有一定的功效。所以細嚼慢嚥進食時，更能發揮解毒作用。

健康升級

癌症的引發往往是由於不良的飲食習慣造成的，因此在生活中一定要養成一個良好的習慣，遠離那些可能致癌的食物。

(1)食物在被黴菌污染以後，很容易產生黃麴黴素、青黴以及毛黴等毒素，這些毒素可以誘發肝癌、腎腫瘤和結腸癌等。

(2)亞硝酸胺是致癌的主要物質之一，蝦醬、蝦油以及酸菜中含有大量的亞硝酸鹽，這類物質與胺類化合物結合就會形成亞硝酸胺，產生致癌危險。

(3)一些煙燻和火烤的食品，以及過熱、過粗、過硬和脂肪比較多的食品，長期食用也會產生致癌的危險。

(4)長期酗酒也是致癌的誘因之一。

食用油反覆加熱危害健康

很多人都喜歡吃油炸食品，但是炸完食品的油又捨不得倒掉，於是儲存起來，下次再用來炸食物或炒菜。這種反覆加熱的食用油，不僅營養價值降低了，而且食用後還會對人體造成危害。

病毒掃描

食用油在反覆加熱後，其中的脂肪酸積聚就會產生大量的脂肪酸聚合物，這種物質對人體具有毒性，會使肌體的生長停滯，同時還會使肝臟變得腫大，損害肝功能，甚至還有致癌的危險。

另外，食用油在反覆加熱後，很容易造成其中的酸價和過氧化值超標，而食用油中的酸價和過氧化值升高，是食用油中的油脂品質下降、陳舊的重要指標，進而導致食用油的營養價值大大降低。如果其中的酸價和過氧化值一旦發生嚴重的變質，就會產生一些醛、酮、酸等物質，這些物質會破壞人體內的脂溶性維生素，進而對人體健康產生不利影響。

因此，在日常生活中，如果發現食用油出現酸澀味和哈喇味，則意味著油已經變質，人們食用變質的油後，會出現噁心、嘔吐、腹痛、腹瀉等不適症狀。如果這些酸敗油脂高度氧化，還會有誘發癌病的危險。

設置防火牆

食用油在使用的時候，一定要注意以下方面：

⑴食用油不宜反覆食用，尤其是用過的油不要再倒入新油之中。

⑵置於低溫、缺氧、避光處保存才不會變質，不用時應遠離爐灶和太陽照射，每次炒菜結束後，要立刻蓋緊油桶蓋，食用油最好不要裝在白色透明的玻璃瓶內。

⑶喜歡長期用小油壺盛裝油使用的話，則要定期清洗小油壺，並且要濾乾水分後再用，否則食用油會因為水的混入而加速水解和氧化酸敗。

健康升級

食用油的種類很多，不宜總吃一種油，在食用時可以根據自己的身體狀況以及飲食習慣等搭配使用：

⑴老年人適宜吃大豆油。因為其中的亞油酸能夠預防心血管疾病，同時也比較容易吸收。

⑵飲食沒有規律的人可以食用調和油，這樣就能保持體內飽和脂肪酸和不飽和脂肪酸之間的平衡。

⑶常吃便當的人，可以食用葵花油和玉米油，這兩種油含有豐富的亞油酸和維生素E，對預防心血管疾病有很好的作用，也能夠起到延緩衰老的功效。

⑷橄欖油或山茶籽油能夠促進人體發育，使新陳代謝保持平衡，也能夠預防骨質疏鬆等疾病，還可以延緩衰老，可以多食用。

食用皮蛋不當會中毒

皮蛋美味可口，在夏天更是人們必不可少的一道家常菜。然而最近卻有一家人，因為吃了一頓皮蛋，結果都出現了噁心嘔吐、頭痛頭暈、四肢乏力等中毒症狀，後來總算即時地送到醫院，才沒有造成更加嚴重的後果。

病毒掃描

皮蛋中含有大量的鉛，長期食用的人會造成重金屬鉛在體內的大量積聚，影響人體的新陳代謝，嚴重的會發生鉛中毒的現象，對健康造成很大危害。

而皮蛋在醃製、存放的過程中，也很容易會受到各種病菌的污染，其中的沙門氏桿菌在進入人體後會引發腸結膜的炎症。同時，這種病菌在裂變後還會產生強烈的毒素，造成中毒的嚴重後果。

設置防火牆

⑴在日常飲食中，應該注意盡量少吃皮蛋，尤其是兒童。

⑵在購買皮蛋的時候，應該選擇新鮮、沒有破損和異味的。

⑶市場上，現在有一些「無鉛皮蛋」，購買的時候最好選擇這種。

(4)在高溫作用下，皮蛋中的病菌會被殺死，因此食用的時候可以先將皮蛋煮熟，放涼後再食用。

(5)如果在食用皮蛋的過程中，出現噁心嘔吐、頭痛頭暈等中毒症狀，一定要即時的送到醫院去治療。

健康升級

生活中，很多吃起來美味的食品其實都含有不少的毒素，會對人體造成危害。下面兩種更是如此，平時一定要少吃或不吃。

(1)**臭豆腐。**臭豆腐在發酵的過程中會揮發出大量的鹽基氮和硫化氫，這些蛋白質分解所產生的腐敗物質，對人體危害很大。同時在發酵的時候，臭豆腐也很容易被微生物所污染，孳生大量細菌。

(2)**麻辣燙。**大多數人在吃麻辣燙時，對蔬菜中夾雜的污泥、斑點等並不在意，並且生產廠商為了保持口味新鮮，往往會在其中加入工業用鹼、雙氧水和福馬林。福馬林常被用來做防腐劑，它具有很強的毒性，進入人體後會對肝、腎等器官造成嚴重損害，甚至還有致癌的危險。

別吃沒燙熟的涮羊肉

在寒冷的季節，家人或朋友聚會的時候都喜歡找地方吃涮羊肉，既舒服又熱鬧。有很多人在吃涮羊肉的時候就認為羊肉應該嫩點吃才好，最好是七、八分熟，嚼起來鮮嫩可口。但是吃這樣的涮羊肉，卻很容易感染旋毛蟲病。

病毒掃描

旋毛蟲一般寄生在豬、羊、狗的小腸或肌肉內，如果吃了半生不熟的羊肉，這種寄生蟲就會進入人體，在消化道內大量繁殖，然後鑽進腸黏膜小血管，隨著血液循環遍佈全身，最後定居在肌肉裡。旋毛蟲的壽命很長，在人體內一般可以存活十年以上。

人體在感染了旋毛蟲以後，就會引起十二指腸炎，主要症狀表現為噁心嘔吐、腹瀉厭食等。在旋毛蟲隨著血液循環遊動的同時，還會對腦、心、腎以及全身肌肉造成損害，嚴重的還會危及生命。

設置防火牆

(1)旋毛蟲雖然具有如此大的危害，但是高溫即可殺死，所以在吃的時候一定要把羊肉完全燙熟才可食用。

(2)在吃涮羊肉的時候，盡量搭配一些涼性和甘平性蔬菜來一同食用，這樣可以防止上火。涼性的蔬菜有冬瓜、白菜、菠菜、金針菇、蓮藕等，甘平性的蔬菜則有馬鈴薯、番薯、香菇等。但是，在吃涼性蔬菜的時候最好適當加點醋，因為醋有消腫活血、殺菌等作用，有利於身體健康。

健康升級

(1)羊肉不宜與醋同食。羊肉具有益氣補虛的作用，而醋則具有收斂的效果，兩者同食就大大降低了羊肉的營養價值。

(2)羊肉不宜與西瓜同食。西瓜性寒，而羊肉溫熱。兩者同食不僅會影響羊肉的溫補作用，還會刺激脾胃。尤其是陽虛和脾虛的患者，更容易導致脾胃功能的失調。

(3)羊肉不宜與茶同食。茶中含有豐富的蛋白質和鞣酸，兩者結合就會形成鞣酸蛋白質。與羊肉同食

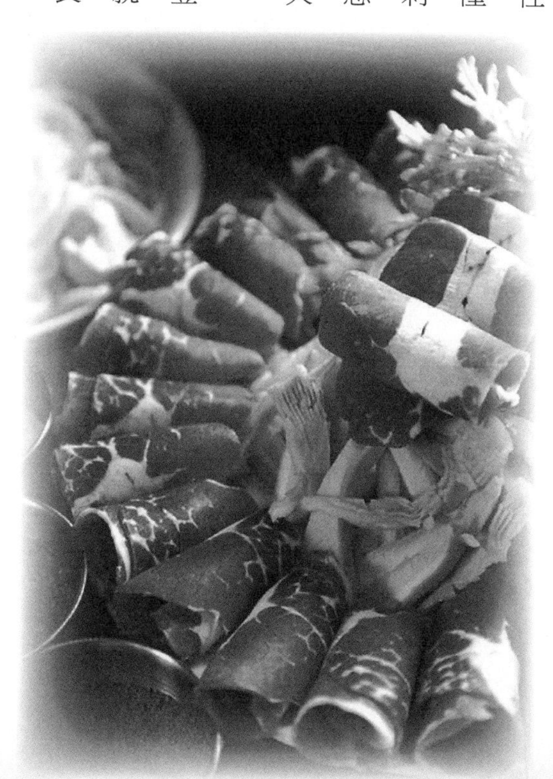

就會使腸的蠕動變慢，以致引起便祕。

(4)孕婦不宜食用。孕婦食用了沒有完全燙熟的涮羊肉以後，其中的旋毛蟲進入人體後會透過胎盤而對嬰兒產生傳染，嚴重的話還會出現流產、死胎，甚至是對嬰兒的大腦發育產生影響，進而導致畸形。

(5)肝病患者、十二指腸潰瘍患者、熱症病患者以及一些發熱、口渴以及便祕、小便短黃的病人，也不宜食用涮羊肉。

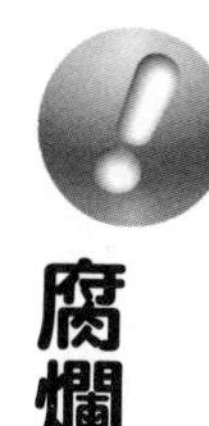

腐爛的薑吃了會中毒

薑不但是很好的調味品，它的特殊成分還能對人體起到抵抗寒冷、促進消化、活血化瘀、強筋壯骨等作用。俗話說「家備小薑，小病不慌」，由此可見薑的抗病效果多麼重要。

但是，薑在腐爛以後則不能再食用，否則會造成中毒的危險。

病毒掃描

生薑腐爛以後，會產生一種叫做黃樟素的物質，這種物質含有劇毒，進入人體後被胃吸收很快就會到達肝臟。黃樟素會對肝細胞造成損害，使其發生中毒變性，誘發肝癌、食道癌等，嚴重的還會對生命造成危害。凍過的薑，也會因變質後而產生致癌物，所以凍薑也不要食用。

設置防火牆

為了防止買來的薑腐爛或凍壞，我們購買回家的鮮薑，可以用以下幾個辦法來保存，不讓它腐爛變質。

⑴有的家庭中會有地窖，那可以把乾燥的黃沙，圍在地窖一角，鮮薑埋在這黃沙裡，隨吃隨取，還久藏不壞。

⑵家中沒有地窖的話，可以找一個罈子，少量的乾燥黃沙裝進去，然後把鮮薑放進去埋起

來，能保障薑的品質，也很方便取來吃。

(3)還可以找個有蓋子的大口瓶子，藥棉要著水，注意著水不要太多，溼了就行，墊在瓶底上，鮮薑就放到這個藥棉上，蓋上瓶蓋就可以了，又方便還不壞。

健康升級

除了腐爛的生薑不宜食用之外，一些儲存過久或是發生變質的蔬菜等也不宜再食用。

(1)菠菜、萵苣、蘿蔔等儲存太久的話，其中的硝酸鹽就會被還原成亞硝酸鹽，進入人體後引起一系列不適症狀，比如頭痛、嘔吐、腹痛、腹瀉等。

(2)苦瓜。如果苦瓜的瓜籽帶有明顯的苦味，就說明其中含有大量的苦瓜甙，這種物質在進入人體後會引起頭暈、腹痛等中毒症狀。

(3)南瓜。南瓜若儲存太久，其中大量的醣類就會經由無氧酵解而產生酒精，而使南瓜的性質得到改變，人食用後就會發生中毒反應。

(4)山芋。山芋儲存太久，或是其表面的破口就會感染大量的黑斑病菌，人在食用後輕者噁心嘔吐、腹痛腹瀉，嚴重的則會導致呼吸困難、肌肉震顫、瞳孔放大等，以致對生命產生威脅。

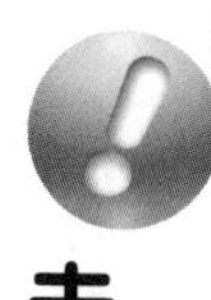

未成熟的馬鈴薯有毒

常常有些人在吃了一些馬鈴薯之後發生中毒現象，本來好好的馬鈴薯怎麼還有毒呢？其實原因就在於這是些沒有熟透的馬鈴薯。

病毒掃描

馬鈴薯中含有龍葵甙，而在未成熟的馬鈴薯中，這種物質的含量更高。龍葵甙是一種有毒物質，人在食用後就會發生咽喉和口內刺癢甚至是灼熱的感覺，不久就會出現噁心嘔吐、腹痛腹瀉等症狀。嚴重的就會因劇烈吐瀉而導致體內水、電解質的紊亂，以及血壓降低，也有一些中毒者表現為昏迷抽搐，呼吸中樞被麻痺而造成死亡。

另外，發芽的馬鈴薯中也含有大量的龍葵甙，食用的話同樣會產生中毒反應。

設置防火牆

為了減輕馬鈴薯中龍葵甙的毒性，在食用的時候，需要注意以下幾點：

(1)未成熟、發芽以及腐爛的馬鈴薯都不能食用。

(2)把去皮的馬鈴薯切成小塊後，放在冷水中浸泡半小時，可以將馬鈴薯中殘留的龍葵甙溶解在水中。

(3)在蒸馬鈴薯的時候，加入適量的米醋，可以起到解毒的作用。因為龍葵甙具有弱鹼性，醋的酸性正好可以將龍葵甙分解。

(4)在高溫狀態下可以對龍葵甙進行分解，因此烹製馬鈴薯時一定要燒透。

(5)食用馬鈴薯時如果出現發麻的感覺，就說明馬鈴薯中的龍葵甙還沒有清除乾淨，應該停止食用。

健康升級

(1)未成熟的番茄不宜食用。青澀未成熟的番茄中也含有龍葵鹼，在食用後口腔會有苦澀感，並且會發生頭暈、噁心、嘔吐等中毒症狀，嚴重的還會導致抽搐，威脅生命。因此，未成熟的番茄不僅不能買來做菜食用，更不能生食。在購買番茄的時候一定要挑選徹底紅透的，熟透的番茄沒有澀味，並且蒂部會自然脫落，外形也比較平展。

(2)長芽的花生不宜食用。花生在保存過程中，如果存放於溫度高、溼度大、氧氣足的環境中，就容易致使花生發霉或長芽。這樣的花生不能食用，因為花生長芽後，破壞了花生的外皮，進而容易孳生黃麴黴、寄生麯黴等黴菌，這些黴菌具有強烈的致癌性，如果人們食用後，很容易誘發癌病。因此，花生長芽或發霉後就不要再食用。

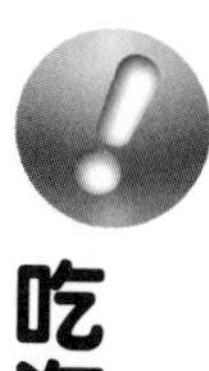

吃海鮮不注意安全會致命

夏天在海產店裡一邊吃著海鮮一邊喝著啤酒，順便吹吹涼風，是一件很愜意的事。但是這樣的美味吃太多或者吃法不當，也會造成中毒現象，輕者嘔吐、腹痛，嚴重的更會導致死亡。

病毒掃描

海產品中往往含有毒素和有毒物質，在運輸過程中死亡的海產品排泄物就會發生化學反應，造成痢疾桿菌的大量繁殖。而螺、貝、蟹等的排泄物，通常都是隱藏在殼裡，很難被清除。如果食用時清除得不夠乾淨或者加熱不徹底的話，其中的細菌就不會被全部殺死，而會導致中毒現象，主要表現為嘔吐、過敏、腹痛、腹瀉等，更會對脾胃造成損傷，引起腸胃道和消化系統的一系列疾病，嚴重者就會導致死亡。

現在，也有一些經營者為了保持海產品的新鮮色澤，用甲醛來泡發，甲醛是致癌物質，人在食用後會導致中毒，出現頭暈、嘔吐、腹瀉等症狀。

設置防火牆

(1) 吃海鮮的時候最好高溫加熱，用大火餾炒幾分鐘，將其中的毒素殺死。而螃蟹和貝類則需要在清水中浸泡七到八個小時，再用水煮上半小時，再徹底加熱食用。

(2)海魚在吃的時候一定要將內臟、鱗、鰓等清除乾淨，蝦、蟹要挑去腸泥等髒物，再用清水清理一遍。

(3)吃海鮮的時候，還可以加一些佐料，比如薑、醋、蒜等，這些作料可以將海鮮中殘留的有害細菌殺死。

健康升級

(1)海鮮不宜生吃。海鮮中一般都有寄生蟲及病毒，生吃的話這些有害物質就會隨著胃腸壁進入血管，在血液循環的作用下流遍全身，然後集中在肺部和肝部，對人體造成危害。

(2)海鮮不宜與啤酒同食。啤酒中的維生素B_1，會在海鮮中的普林和苷酸作用下分解，進而產生有害物質在體內集結，增加血液中尿酸的含量，造成尿道結石。

(3)海鮮不宜與富含維生素C的食品同食。海鮮中含有高濃度的五價砷，這種物質與維生素C反應之

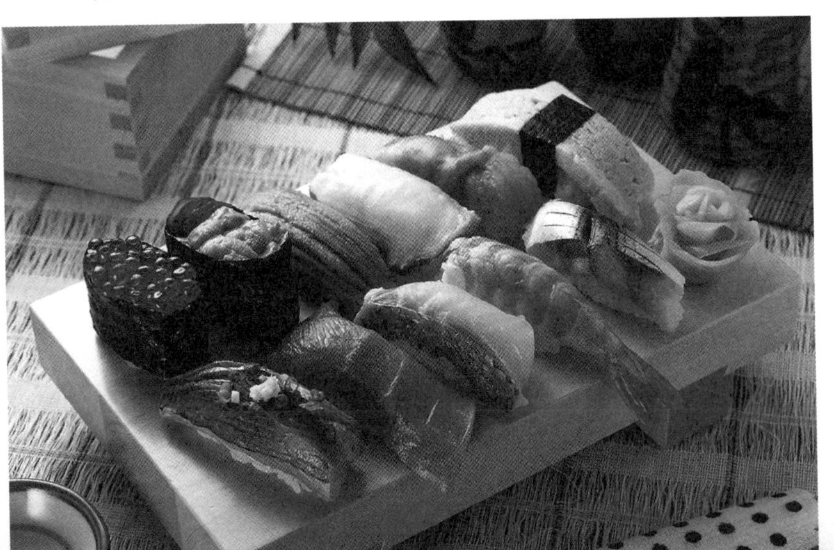

後，就會轉化成三氧化二砷，即一般所說的砒霜，進而引起急性砷中毒，危害生命。

(4)海鮮不宜與寒涼水果同食。水果中的鞣酸遇到海鮮中的蛋白質，會產生沉澱，造成消化不良，或出現嘔吐、腹脹、腹瀉的症狀。

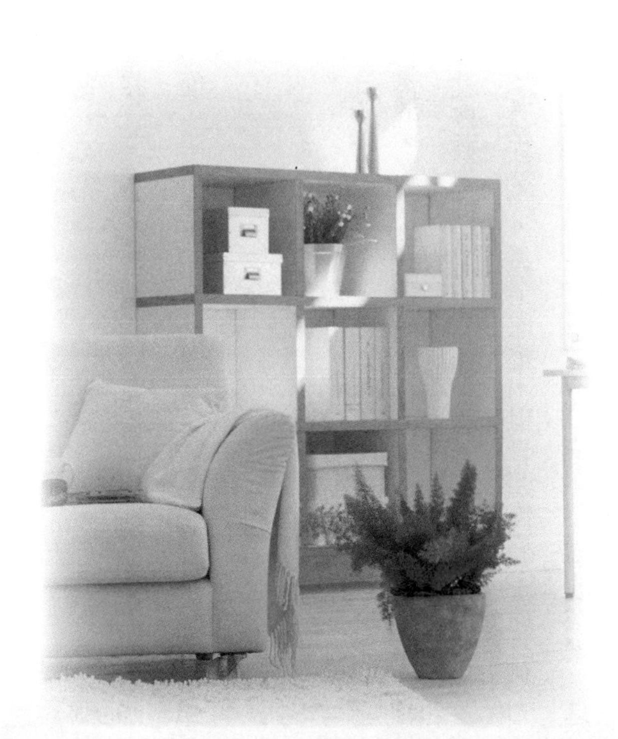

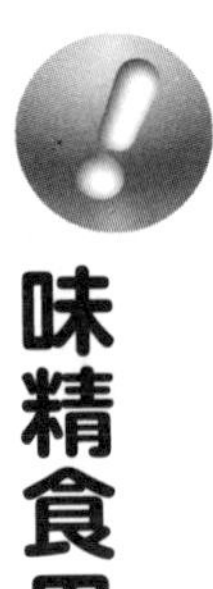

味精食用過多會中毒

味精是我們平時在做菜的時候必備的調味品之一，除了能使菜餚更加鮮美之外，對人體也有很多的好處，比如可改進和維持腦丘的機能，降低血液中氨的含量，改善神經系統等。但是味精食用過量，也會對人體帶來不必要的傷害。

病毒掃描

味精在人體消化的過程中會分解出谷氨酸，這種物質經酶催化以後會轉變成抑制性神經遞質。當人體攝入的味精過多時，神經遞質就會發生抑制作用，使人體產生一系列的病症，比如暈眩、頭痛、嗜睡、肌肉痙攣、焦躁、心慌意亂等，甚至還會出現骨頭痠痛、渾身無力等症狀。如果人體內的抑制性神經遞質過多的話，還會抑制下丘腦分泌促甲狀腺釋放激素，進而對骨骼的發育產生妨礙作用，尤其對兒童的影響更加明顯。

設置防火牆

(1)菜餚起鍋後再放味精。味精中的谷氨酸在高溫的狀態下，會變成對人體有害的物質焦點谷氨酸鈉，並且很難排出體外。如果長期在體內積聚的話，就會產生一系列病症，比如心跳加速、失眠等。

(2)味精使用的時候一定要適量，一般與食鹽的比例是1：3～1：4。

(3)在涼菜中使用味精之前，應該先將味精溶解。

健康升級

(1)嬰幼兒和哺乳期的女性，不宜食用味精。人體內的味精過多時，就會增加血液中谷氨酸的含量。谷氨酸與血液中的鋅結合後，就會產生谷氨酸鋅，排除體外，進而導致了缺鋅的狀況出現。而鋅又是嬰幼兒身體和智力發育必不可少的營養物質，缺乏會引起味覺變差、厭食，甚至智力低下、發育遲緩以及性晚熟等不良後果，所以嬰幼兒應該禁食味精。

(2)哺乳期女性在食用大量高蛋白食物的同時，攝入較多的味精就會使過量的谷氨酸鈉經由乳汁進入到嬰兒的體內，谷氨酸鈉與嬰兒血液中的鋅結合後也會形成谷氨酸鋅排出體外，造成卻鋅的狀況出現。

(3)此外，患有高血壓、腎病、水腫等疾病的病人也不宜食用太多味精。

食用魚膽，小心中毒

王先生過年的時候買了幾條魚，清理完以後看著那些魚膽扔了挺可惜的，聽別人說魚膽有明目、清熱的作用，他就整個給吞了下去。

可是過沒多久，他開始感到噁心、嘔吐，同時還胃痛、腹瀉。家人趕緊將他送到了醫院，一檢查才知道是魚膽中毒，出現了急性腎衰竭的症狀。

病毒掃描

魚膽的膽汁中含有組織胺、膽鹽及氰化物等，這些物質具有很強的毒性，並且還不容易被乙醇和熱所破壞。在進入人體以後，它會對多種臟器功能造成損傷，出現中毒症狀，初始主要表現為噁心嘔吐、腹痛腹瀉等，不久就會感到肝區脹痛，出現尿黃和食慾減退的跡象，最後導致急性腎衰竭。

魚體越重其中所含的毒素就越多，食用後出現的中毒症狀也就越嚴重，甚至會對生命造成危險。此外，假如在吃魚膽的同時飲酒的話，酒精更會加速膽汁毒素的釋放，導致中毒。

設置防火牆

魚膽的危害如此之大，平時一定不要食用。假如出現魚膽中毒的狀況時，應該立即用手指刺激咽喉部進行催吐，並即時的到醫院做洗胃、導瀉處理，或用活性炭吸附等方法排除毒素。如果中毒症狀比較輕的話，也可以自己進行一些救助護理，躺在床上安靜的休息，並且多喝水，食用一些低蛋白和低鹽的食物。假如出現浮腫的症狀，就要限制水和鹽的攝入量了。

健康升級

平時在吃鯉魚的時候，注意到在牠兩側的皮內各有一條白色的筋，在烹製之前一定要把它們抽出來。因為這兩條筋的腥味特別重，而且屬於強發性物質，容易誘發各種炎症，更不適宜某些病人食用。在抽筋的時候，可以用刀在靠近腮部的後方和距離尾部一吋的地方各橫切一刀，一直切到脊骨。然後再用刀從尾部開始向頭平拍，將腮部刀口內的筋頭拍出，再用手指捏住就可以拉出來了。

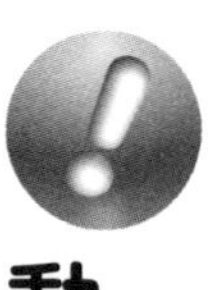

動物內臟烹製不當成為健康「殺手」

爆腰花、溜肥腸、夫妻肺片……等，這些都是非常美味的佳餚，光說名字就能吊起人們的食慾。很多人為了追求鮮嫩的口味，喜歡將這些肺片、腰花等炒成七、八分熟後就上桌了。因此導致生活中出現很多人因為吃了動物內臟，而發生了中毒的現象。

病毒掃描

很多人喜歡炒得鮮嫩的動物內臟，豈不知動物的內臟很容易被多種微生物、寄生蟲和病菌感染，豬、牛、雞、鴨中更是常常會帶有乙肝病毒。而這些內臟烹製的時候很難被炒熟、炒透，如果再炒得半生不熟，就更無法將寄生蟲和病菌全部殺死。吃了這種內臟，很容易感染疾病。某些動物的內臟甚至還會含有大量的毒素、有害物質和激素。有的動物在餵食了某些不確定性的飼料後，經過代謝一些農藥和重金屬就會殘留在肝臟裡，人在食用後就會危害健康。

設置防火牆

(1)動物內臟在食用的時候，最後不要採取爆炒的方式，煮著吃的話就會減少感染病毒的機率。

(2)在煮的時候放入蔥、薑、大蒜、桂皮等作料，用小火慢慢的熬煮，才可以將其中的病毒殺淨。

(3)食用動物內臟的時候，搭配一些粗糧和蔬菜對身體也是大有好處。因為粗糧和蔬菜可以很好的與膽酸結合，使膽酸更易被排除，進而降低人體對膽固醇的吸收，達到降血脂的效果。

(4)在食用內臟的時候不宜喝湯，痛風病人應該忌吃內臟，高膽固醇和代謝綜合症人群食用的時候應該謹慎。

健康升級

動物的內臟大多都不易清洗，在清潔的時候可以採取以下方法：

(1)腸、肚中加入一些鹼和醋之後，反覆揉搓，就能很好的去除黏液和惡味。

(2)將肺的氣管套在自來水管上反覆沖洗，直到肺葉呈白色就可以了。

(3)舌頭可以先在開水中浸泡，然後刮去舌苔和白皮再洗淨即可。

(4)把豬心放在清水裡反覆擠壓，可以將其中的污血排淨。

(5)將腦子在水中輕輕的漂洗，用牙籤把血絲、薄膜剔淨再漂洗乾淨就可以了。

(6)將大腸放在鍋裡略微乾炒，等臭味慢慢蒸發掉以後再用清水沖洗乾淨。

(7)洗豬肝、豬心的時候可以先用麵粉揉搓，然後再用清水洗淨。

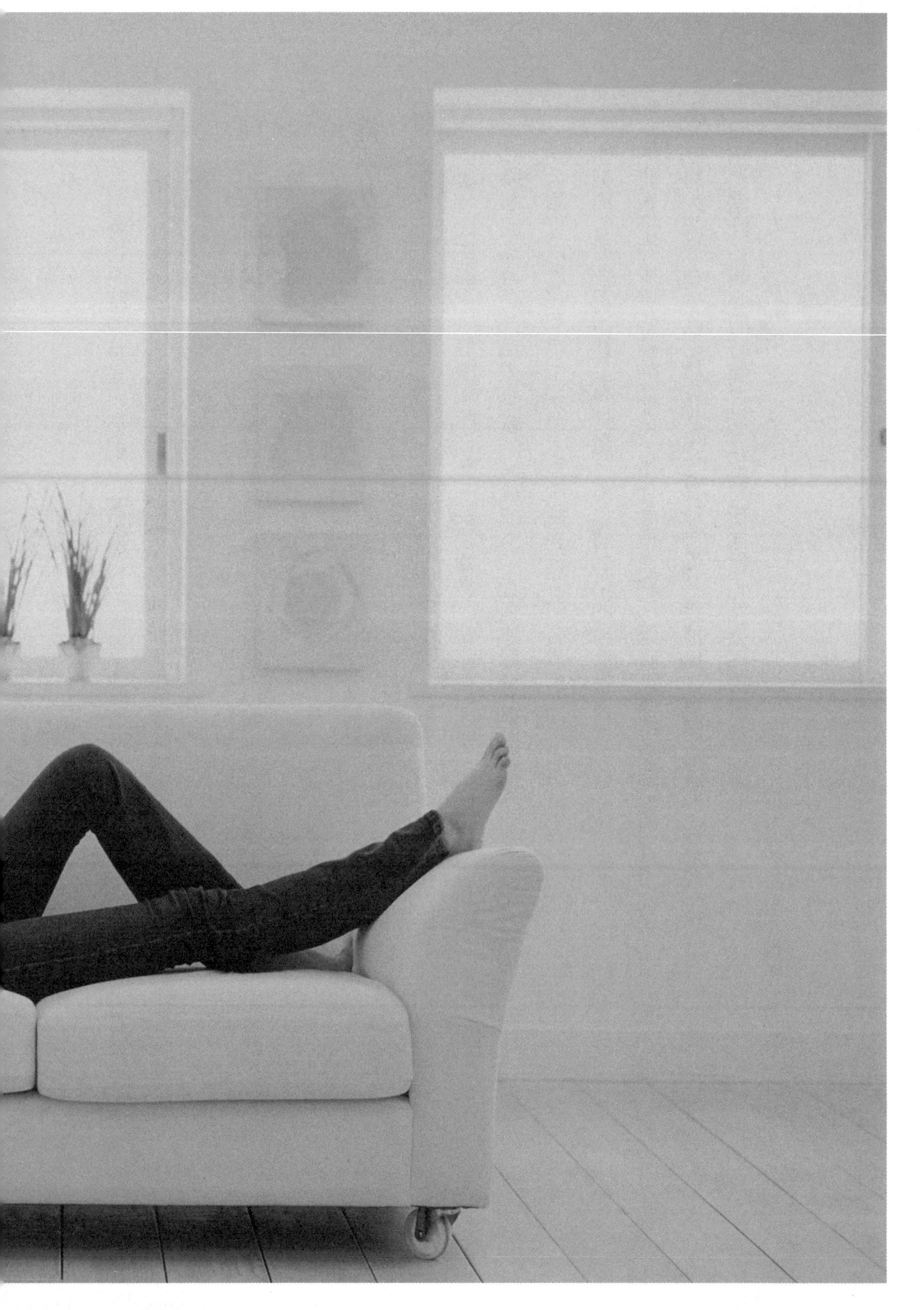

2

穿衣

——留意最貼身的「毒」害

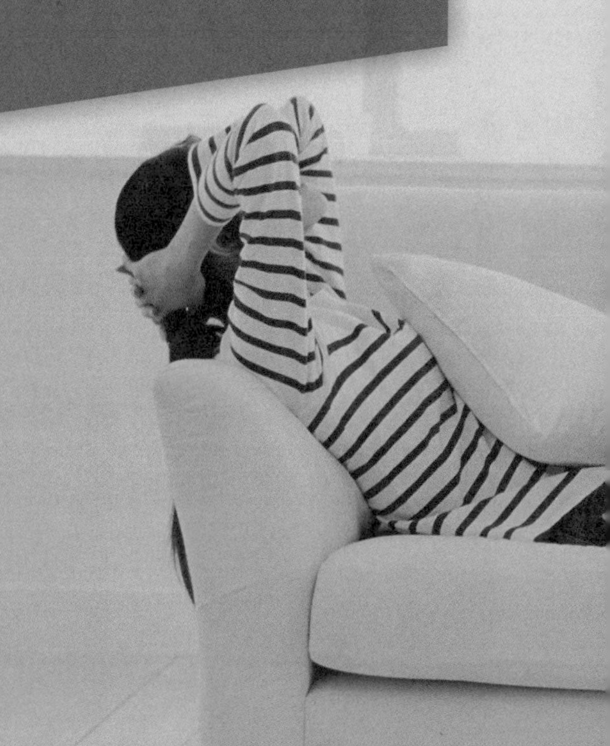

新衣服藏「毒」，不洗就穿也傷人

愛美是人的天性，去商場購買新衣服後，回家第一件要做的事情，當然就是將新衣服穿在身上。但是，你可能有所不知，嶄新時尚的衣服在給你帶來美的同時，也可能會讓你付出健康的代價。

人們對服裝的關心，往往只放在款式、顏色、質地等表面現象上，對於新衣服也可能藏「毒」會傷人這點卻缺乏認知。曾經就有某些製衣廠先後發生了成批工人中毒的事件，工人們在裁剪、製作一批新布料的幾個小時後，紛紛出現了頭暈、頭痛、嘔吐、肚子痛等不適症狀，將工人送往醫院檢查後，醫生確認這些工人是源於中毒。不僅如此，還曾有位年輕男性，買了條緊身牛仔褲，回家就穿上了，過了一段時間後，他出現了一系列不適症狀：小便次數明顯增多，小腹部感到脹痛等。他去醫院檢查，被醫生告知是患了前列腺病。

所以，別小看了服裝的安全性，如果服裝布料不合格同樣也能使人中毒。那麼，這新衣服中的「毒」從何而來呢？我們又該如何避開這新衣服中的「毒」呢？

病毒掃描

新衣服中毒主要來自於兩點：

一是化學毒害，衣服在製作過程中，廠商為了讓衣服看起來美觀，經常要使用多種化學添加劑對衣服進行處理，如為了防止衣服縮水，可採用甲醛樹脂來處理；為衣服增白則多採用螢光增白劑來處理；為了服裝筆挺有型則一般會採取上漿處理的辦法。經過這一系列的添加劑處理後的服裝，在打開包裝後，服裝上殘留的化學物質散發在空中，容易引起人體中毒。嚴重者還會傷及腸胃道，出現消化道出血等症狀。

二是衣服從成品出廠到顧客選購，要有一段儲藏時期，這段儲存時間內，廠商還要加入消毒劑和防蟲劑來起到防霉、防蛀的效果，這些消毒劑和防蟲劑的化學反應同樣也比較強烈，特別是對兒童和皮膚敏感的人，刺激作用就更為明顯了。

設置防火牆

為了防止新衣服的「毒」害，要先改變新衣服買回來後不洗就直接穿上的習慣。在買來新衣後，特別是貼身穿的衣物，在穿之前，先要用洗滌劑清洗一次，放在陽光下晒乾，就可以有效除去衣服中的「毒物」。

另外，在購買新衣服的時候，尤其是購買經過特殊處理的衣服時要當

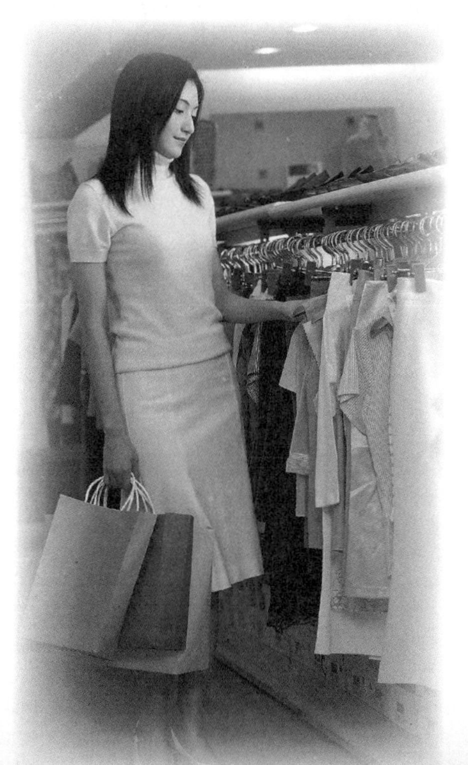

心，比如有些衣服廠商為了使衣料不起皺，會在純天然的衣料裡加入甲醛等化學物質來處理，這樣一來，原本容易起皺的布料經過甲醛樹脂處理後就會顯得筆挺，不容易出現皺褶。由於甲醛經過特殊工藝處理後成為衣料纖維中的一部分，其化學成分長時間內都不容易消除，不斷放出甲醛氣體，進而嚴重影響著人體的健康。因此，最好購買沒有經過漂染及化學處理的衣服。

健康升級

在購買新衣服的時候，要注意對衣服的鑑別，特別是色牢度的判斷，因為色牢度不佳的服裝容易傷害皮膚。鑑別衣服色牢度的時候，可拿一塊白布，在衣服上溼摩擦，如果發現白布上面黏有衣服的顏色，且顏色較重，就說明色牢度比較差。這樣的衣服盡量不要購買。

另外，購買新衣服還要盡量選擇天然纖維製品，因為除了棉花外，天然纖維一般不會經過甲醛處理，進而消除了甲醛的潛在危害。如果在買衣服的時候，看到衣服標籤上註有「不縮水」、「不起皺」、「永久免熨」、「防水」等字樣的話，就應注意，表示這是經過化學處理過的布料，購買時需要特別留意。

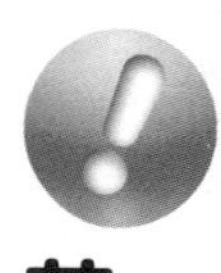

花色內褲「窩藏」疾病信號

內褲是比較私人化的服裝，隨著生活水準的提高，越來越多的人們開始追求設計新穎獨特，風格迥異，情趣多樣，顏色各異的內褲來給生活增添意想不到的精彩，讓浪漫中的男女愛得更貼心。可是，那些五顏六色的內褲固然性感迷人，卻容易給人的身體健康造成威脅，甚至還可能引發一些生殖疾病。

病毒掃描

我們知道，服裝的PH值、色牢度等安全指標不合格，容易引起皮炎，如果我們經常穿一些顏色較深的內褲，就容易引起刺激性皮炎和接觸性皮炎，處理不當還可能引發細菌感染。不僅如此，由於內衣上一些染料中的化合物能釋放出致癌物，女性常穿深色的化纖內褲，還容易患膀胱炎，嚴重者還可引發膀胱癌。

另外，女性在穿各種花色的內褲時，由於顏色影響，其病變的白帶往往不容易辨別出來，進而影響了女性對自身一些婦科病的早期發現和治療。特別是一些中老年女性，隨著年齡的增長，其卵巢功能明顯減退，陰道的自然防禦能力有所降低，各種致病菌很容易侵入體內，穿花色內褲更容易讓致病菌有機可趁。

設置防火牆

內褲最好挑選白色的，不要穿各種五顏六色的花色內褲，尤其是女性朋友，由於生理原因，穿白色內褲可有利於從白帶中即時發現各種婦科病，做到早發現早治療。

健康升級

內褲買來後，要先清洗乾淨後再穿。平時洗乾淨的內褲，最好放在陽光下晾晒，利用紫外線殺毒。不要反面晾晒，因為空氣中存在著塵埃、細菌等有害物質，容易沾附在晾晒的衣物上，在收衣服的時候要記得反覆抖抖，有利於將塵埃、細菌抖落。

另外，內褲不宜挑選化纖質料，因為化纖材質通透性和吸溼性均較差，不利於會陰部的組織代謝，不利於生殖健康。對女性朋友而言，不宜穿太緊的內褲，因為女性的生理特點，穿太緊的內褲容易導致病菌進入陰道或尿道，引起泌尿系統或生殖系統的感染。

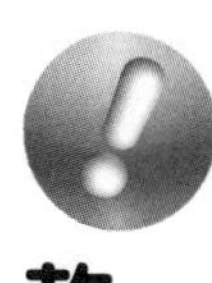

乾洗衣服不能立刻就穿

生活在快節奏的今天，在家手洗衣服的時代已經終結，越來越多的人喜歡將衣物拿到洗衣店乾洗，這樣既快捷又方便，節省了很多寶貴的時間。但是，乾洗衣服時所用的溶劑，卻含有一定的毒素，對人體健康有著不良的影響。因此，為了身體健康，衣服乾洗也有很多講究可言。

病毒掃描

乾洗店常用的乾洗劑共有兩種，一種是四氯乙烯，另外一種是石油溶劑。由於石油溶劑的清潔度、可回收性等性能都比不上四氯乙烯，所以乾洗店一般都以四氯乙烯為主。但是，不管是用四氯乙烯還是石油溶劑，它們做為化工原料都具有一定的毒性，例如四氯乙烯，如果人體吸入過多四氯乙烯氣體，就會出現眼、鼻、喉黏膜刺激症狀，輕者會出現眼痛、口乾、流鼻涕等症狀，重者則會引發頭痛、暈眩、運動失調、昏醉等，更嚴重者還會影響人體中樞神經、肝臟等功能，對人體健康造成極大的危害。

設置防火牆

衣服從乾洗店拿回來後，不要立即穿上，因為衣服的領口、墊肩處較衣服的其他位置較厚，更容易附著四氯乙烯，領口和墊肩部位又靠近鼻子，更容易對人體產生危害。因此，乾洗的衣服取回家後，應立即將外包裝罩取下，然後掛到通風處晾晒，好讓衣服裡的乾洗溶劑揮發。對於從小洗衣店內乾洗的衣物更要多晾晒，最好能達到一星期以上，而在大型洗衣店內乾洗的衣物也最好能晾晒四十八個小時以上。

健康升級

日常生活中，最好選擇穿那些不用乾洗的衣服。如果衣服必須乾洗的話，選擇乾洗店也應注意，要選擇正規的大型乾洗店。取乾洗完的衣服時，首先要聞聞衣服上有沒有殘留的異味，或者用手拍打衣服，觀察衣服上是否留有手印，如果有異味或留有手印，則表示衣服上的四氯乙烯殘留較高，需要店方即時處理才不會對身體健康造成危害。

而做為乾洗店的從業人員，在使用四氯乙烯的時候，在加強工作場所通風的同時，要注意個人的防護措施，比如要戴防毒面具和防護手套等。

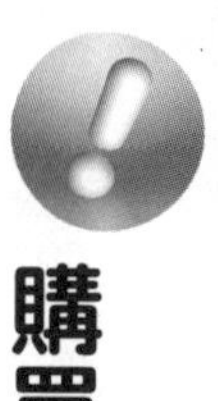

購買衣服，越鮮豔越可怕

現代社會，隨著人們健康意識的提高，對於蔬菜農藥殘留、居家裝修污染以及汽車廢氣超標等問題，已經為人熟知。但是，與我們時刻相伴的服裝污染，卻並沒有引起人們的足夠重視。其實，衣服中也藏有「毒」素，並且顏色越鮮豔，危害越可怕。

病毒掃描

廠商為布料染色的時候，會使用一種偶氮染料，偶氮染料是一類合成染料，常用於多種天然和合成纖維的染色和印花，也用於油漆、塑膠、橡膠等著色。偶氮染料對人體的健康容易產生危害，當它與人的皮膚直接接觸時，其有毒成分會被皮膚吸收擴散，在特殊條件下能分解產生二十多種致癌芳香胺，經過活化作用而改變人體的DNA結構，進而引起病變和誘發癌症。因此，那些看似色彩斑斕的衣服，雖然從視覺上滿足了人們的感觀需求，但印染中使用的偶氮染料，卻給人體的健康帶來了影響，其中的甲醛、鹵化物載體、重金屬都會成為健康殺手。

當我們興高采烈地將鮮豔的新衣服穿在身上炫耀的時候，那些可怕的致癌毒素也許正悄悄地向我們的身體伸出了魔爪。尤其是現在的兒童服裝，由於大多採用的是鮮豔色彩，更容易給孩子帶來危害。

設置防火牆

(1)在購買服裝的時候，首先要看檢驗報告單，注意購買那些能出示權威部門標註不含偶氮類染料證明的產品。一般情況下，大企業、知名品牌的服裝要好於其他不知名品牌的服裝。

(2)盡量選購顏色較淡的服裝。因為聯苯胺類染料多用於棉質布料的染色，顏色也以鮮豔的大紅、紫絳等為主，其他顏色如紅、藍、橙、棕等色聯苯胺類染料的含有率也較高。同樣地，童裝的挑選更要以素色的服裝和無印花圖案的服裝為主。

健康升級

(1)在買衣服之前，可先拿起衣服來聞一下，如果發現衣服有異味，如霉味、魚腥味、煤油味、苯類的氣味等，有這種異味的服裝大多是甲醛含量超標，千萬不要購買。

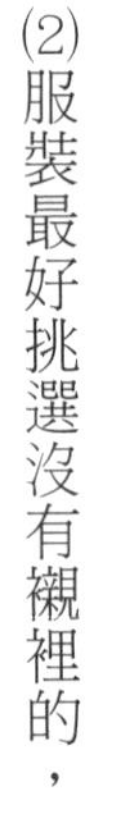

(2)服裝最好挑選沒有襯裡的，

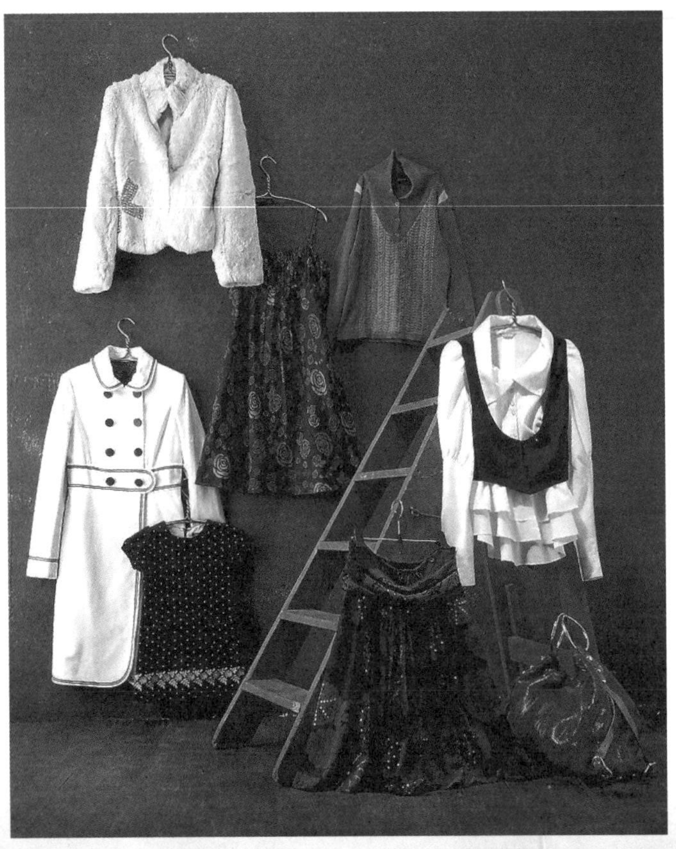

因為黏襯需要用膠水，而膠水通常含有甲醛等溶劑。如果必須選擇西服套裝等有襯裡的服裝，則可考慮選擇無黏襯技術產品。

(3)很多人喜歡購買外國品牌服裝，但在購買的時候要注意，有些外國服裝是因為環保原因而被退貨的產品，這類服裝就不要購買了。

(4)盡量不買免燙服裝，特別是甲醛過敏者，更不宜穿免燙服飾。如果非要穿免燙衣服，購買回家後不要立即穿上，或者直接掛入衣櫃中，應該先用清水進行充分漂洗晾晒後再穿，因為甲醛可溶於水，這樣可以有效降低服裝中的甲醛含量。

(5)在穿上新衣服後，如果出現情緒不安、飲食不佳、連續咳嗽等症狀，或出現皮膚瘙癢、接觸性皮炎等皮膚過敏反應，則要考慮到是不是因為衣物而引發的不適，並盡快到醫院就醫。

選購羽絨衣，別買回健康「殺手」

冬天來了，小柔的媽媽給十一歲的小柔買了一件粉色的羽絨衣，女兒穿起來又好看又暖和，媽媽甚是欣慰。可是第二天，小柔就告訴媽媽自己覺得胸悶，並且鼻子、喉嚨發癢，不斷地流鼻涕、打噴嚏、咳嗽，起初媽媽以為小柔是感冒了，就給小柔拿了些感冒藥來吃。可是，小柔吃了感冒藥不但沒有好轉，症狀反而更嚴重了。媽媽趕緊送小柔去了醫院，醫生檢查後對小柔的媽媽說，小柔屬於過敏反應，而罪魁禍首就是新買的羽絨衣。

病毒掃描

羽絨衣引起過敏反應的原因，主要有兩點：

第一點：有些人對動物的羽絨特別敏感，當皮膚接觸或吸入羽絨衣內的細小羽絨纖維後，就會促使人體大量釋放出組胺、緩激肽等活性物質，引起一系列的皮膚變化，比如出現皮疹、蕁麻疹、瘙癢、咳嗽、流涕、呼吸困難等過敏症狀。

第二點：與劣質羽絨的微生物超標有關。一般情況下，羽絨衣使用的大都是鴨毛，在廠商收購鴨毛到最後製成服裝這一過程中，隨時都有可能會造成羽絨中微生物含量的超標。從鴨子的成長，廠商收購後使用劣質的消毒劑、洗滌劑，加工過程中，沒有定期做防菌、抗菌、消毒的保養，以及成衣後儲存的過程中，潮溼的空氣也是孳生微生物的溫床等，一系列過程都可能導致微生物含量超標，而微生物的含量一旦超標，就會引發人體呼吸道、腸道疾病以及皮膚過敏、瘙癢等症狀。甚至還有一些唯利是圖的廠商，為了牟取暴利，摻入飛絲、粉碎毛、雞撕絨做為羽絨充填物，塞入羽絨衣中充當鴨毛，這種所謂的羽絨衣，不僅不保暖，還會導致病毒纏身，損害身體健康。

設置防火牆

購買羽絨衣的時候，千萬不可圖價格便宜，而是要注意選購國家知名品牌。在選購羽絨衣的時候，要注意查看羽絨衣上的標記是否齊全，檢查生產廠商的廠名、廠址，以及質料裡的成分含量、羽絨的種類及含絨量、充絨量的指標、洗滌標誌、品質等級等。

如果穿羽絨衣出現過敏反應，就不要再穿羽絨衣，可適量服用一些撲爾敏、酮替酚等進行治療。發生過敏反應嚴重者，則要到醫院就診。並且以後也應盡量避免接觸羽絨製品，以免發生過敏反應。

健康升級

購買羽絨衣的時候應注意，羽絨衣的含絨量含在70％以上、回彈性好、聞起來沒有異味的羽絨衣，屬於品質較好的羽絨衣，可以購買。有些羽絨衣內襯有塑膠薄膜，或者有不透氣的所謂杜邦襯料的羽絨衣，則最好不要購買。因為這類羽絨衣的透氣性較差，人穿著時的水氣不容易散發出來，容易潮溼而孳生細菌，而且洗後不易晒乾，易導致羽絨變質發臭。

鞋櫃帶來的腳氣病

孫女士最近感覺自己的腳總有些癢，讓她非常不舒服。心裡暗暗想，難道自己也得了腳氣病？連十八歲的女兒也在抱怨腳丫癢癢，說腳上起了小水皰，特別癢，老想用手抓搔，都影響到上課了。在一邊的張先生聽了嚇一跳，說完了，妳倆得了腳氣病了！孫女士一聽，把責怪的目光投向他，張先生忙說，雖然我有腳氣病，但我什麼錯誤也沒犯啊，沒動用過妳們的東西，我使用的東西全都是跟妳們分開的！

孫女士跟女兒去醫院檢查，醫生告訴兩人都得了腳氣病。同去的張先生就很納悶，自己從來不動用妻子和女兒的東西，腳盆、毛巾等跟她們都是嚴格分開的，為何妻子和女兒也得了腳氣病呢？

病毒掃描

我們都知道，腳氣病是一種由真菌感染，不易徹底殺滅且又傳染性極強的疾病。雖然醫生也叮囑患者不要跟其他人共用洗腳盆、毛巾、拖鞋等，但是，有個地方卻容易被忽視，也是容易感染腳氣病的地方，那就是——鞋櫃，如果不注意鞋櫃的衛生，同樣會導致一家人都患上腳氣病。

一般情況下，很多家庭都喜歡將一家人的鞋子統一放在一個鞋櫃裡，這樣，鞋櫃就成了鞋子的「收容所」，皮鞋、旅遊鞋、拖鞋等一應俱全。這時，如果家中有一個人患了腳氣病，在陰暗不通風的鞋櫃中，他鞋子裡的真菌就會大肆地繁殖，很快就會散落在鞋櫃的每個角落裡，甚至帶菌的皮屑也會掉落在鞋櫃裡，這樣一來，鞋櫃就變成了一個真菌肆虐的場所。即使原本是很乾淨的鞋子，放在這樣的鞋櫃裡，也難逃被真菌感染的厄運，鞋子的主人當然也就增加了患腳氣病的機率。

設置防火牆

鞋櫃存放鞋的時候，可以按照家庭成員的不同而分出不同的鞋區，如按照常用或不大常用來分，也可以一個人劃分一個區域來放，如果方便的話，可以一個人一個鞋櫃，不與別人公用鞋櫃，這樣就能有效避免相互間的傳染。

另外，要經常將鞋櫃進行清潔、通風、晾晒，定期用消毒液擦洗或是放入乾燥劑去除潮氣。清潔鞋櫃的同時，也要用乾抹布把鞋子擦拭乾淨，如果在鞋內塞入一些用香料、茶葉、竹炭做成的除臭包，可以有效消除鞋內的病菌和異味。

健康升級

(1)家庭內有患腳氣病的患者，為了減少家庭交叉感染，患者不要光腳走在地毯、浴室地板上。平時患者要對自己的日常生活物品，如襪子、毛巾、床單和被罩等進行徹底消毒，單獨洗滌且使用消毒水，洗完要用開水煮沸十分鐘再放在陽光下進行晾晒。

(2)腳氣病患者要保持足部的乾燥、透氣，最好選擇透氣性好的鞋襪，不要穿膠鞋、運動鞋，更不要光腳不穿襪子穿不透氣的鞋，腳趾縫間經常瘙癢、起水皰的患者不妨選擇五指分開的襪子來穿，但要記住應經常更換。

(3)腳氣病患者盡量不要食用辣椒、生蔥、生蒜等辛辣食物，同時最好不要飲酒，可經常食用一些高營養易消化的食物，以及維生素高的蔬菜、水果。

(4)腳氣病患者要注意保持公共衛生，在游泳池、浴室等公共場所時，不要與他人公用毛巾、拖鞋等，也不要與他人混穿鞋襪，以防將腳氣病傳染給他人。

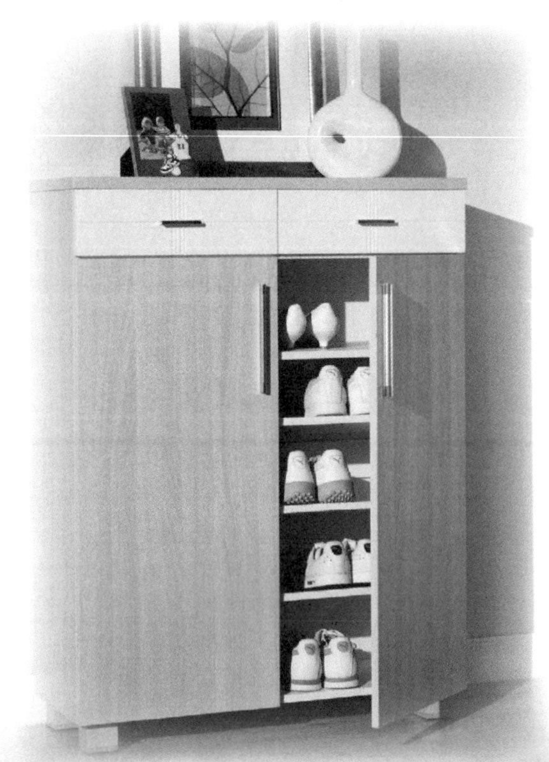

3

居住

——居家之「毒」無處不在

Part 1

室內污染，害你沒商量

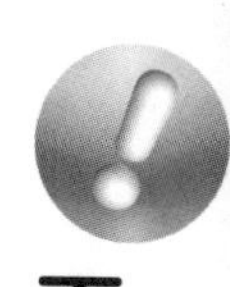

電話細菌多，不清理藏隱患

電話在現代生活中的作用越來越重要，已經成了人們使用頻率最高、必不可少的通訊工具。但是，電話機上所存留的細菌污染卻很少有人會去注意，電話機受病原體污染的狀況也就日趨嚴重，所以，你整天放在嘴邊和耳朵邊的話機，很可能就是個病菌源。

病毒掃描

國外曾經有一項調查研究發現，細菌主要附著在電話機的聽筒和話筒上，細菌的種類非常繁多，比如大腸桿菌、綠膿桿菌、鏈球菌以及結核桿菌、寄生蟲卵、乙肝表面抗原等。這些病菌進入人體以後就會引發各種疾病，如流感、咽炎、流腦、肺結核和病毒性肝炎等，對人們的危害十分巨大。

尤其是病人在打電話的時候，往往會把口腔中

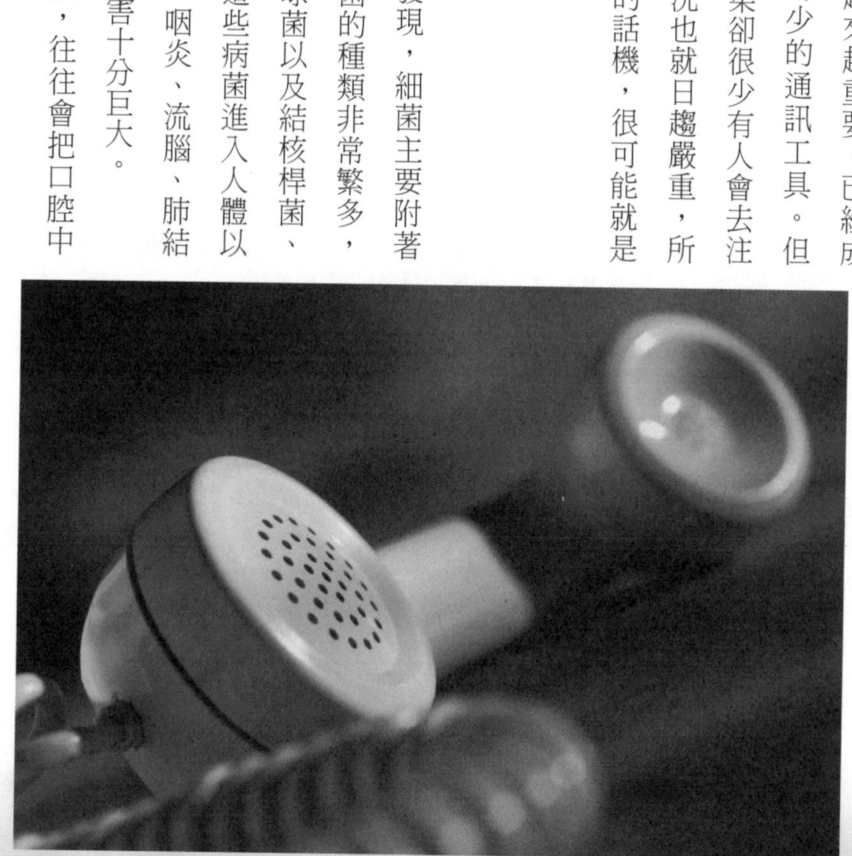

的病菌噴到了話筒上。假如這個時候一個健康的人再接著使用這個電話，就很有可能將話筒上的這些病菌吸入自己的口腔和鼻腔內，造成病菌傳染。除此之外，病人的手上也常常會帶有大量的細菌、病毒和寄生蟲卵，當病人打電話的時候，這些病菌就滯留在了電話機上，引起一系列疾病的傳播。

設置防火牆

電話機所攜帶的病菌如此之多，在日常生活中我們一定要多加注意，除了自己在使用的時候養成良好的習慣外，也要做好對電話機的消毒工作。

(1)在打電話的時候，盡量不要將臉頰和耳朵緊緊貼在電話機上，適當的做法應該是將嘴巴與話筒保持十公分以上的距離。同時也要注意在打完電話之後，吃飯前一定要用肥皂將雙手清洗乾淨，避免病菌的進一步傳播。

(2)平時要多對電話機進行消毒，也可以將消毒膜黏附在電話機上。這樣的消毒膜具有很好的除臭除菌作用，一般可以保持一到三個月，也可以用0.2%洗必泰溶液對電話機進行消毒。這種方法可以殺滅絕大部分的病菌，但保持的時間較短一些，因此要經常使用。

(3)假如自己身上帶有傳染性疾病的話，盡可能不要使用公用電話機，避免把病菌殘留在電話機上危害更多的人。

健康升級

除了電話機、手機，鑰匙也是我們生活中必不可少的親密夥伴，科學家研究發現，60％以上的鑰匙都帶有大腸桿菌、結核桿菌等致病菌，且數量驚人。因此，怎樣給鑰匙消毒，也成了我們必須關注的問題：

⑴陽光消毒。在晴天的中午，放在陽光下晒半小時，鑰匙上的大多數細菌可被陽光中的紫外線殺死。

⑵洗燙消毒。將鑰匙放在自來水的水龍頭下沖洗，硬毛刷來回刷上幾次，沖一下，就可減少三分之一的細菌；用開水最好，用開水燙一下，鑰匙上的細菌則幾乎能夠全部殺死。

⑶藥物消毒。浸泡在一公升水中，加漂白水四毫升，浸泡十五分鐘，或用氯石灰（漂白粉）加少許水兌成的消毒液裡，都能對鑰匙殺菌消毒。

⑷還有一點需要注意，拴鑰匙的鑰匙圈也不容忽視，它也會被細菌污染。尤其是一些被我們攥在手裡的帶有小卡通、小玩具的鑰匙圈，上面也會沾染有大量的細菌，需要經常進行清洗消毒。

空調不清洗成藏毒倉庫

炎炎夏日裡，不管是工作、讀書還是生活，人們都希望房間裡有一個清涼的溫度，這樣不僅心情好，休息好，工作效率也會特別的高。因此，許多餐館、商店、辦公室乃至尋常百姓家，空調就成了夏日裡降溫消暑的首選電器。但是，在感受到空調帶來清涼之餘，我們也要留意空調有可能會成為身邊的藏毒倉庫。

病毒掃描

空調在為我們調節溫度的時候，雖然能將空氣中大部分灰塵和細菌過濾掉，但空氣中殘留的細菌仍然會造成污染。工作狀態中的空調吹出冷風的同時，細菌、灰塵等微生物也會聚集在室內機的翅片上，時間一長就會產生病菌，特別是蟎蟲等寄生物，透過吹風再散播在空氣中，污染空氣。長時間的生活在這種空調環境中，人體的免疫能力就會出現紊亂。

另外，空調房間相對封閉，負離子幾乎等於零，有空氣「維生素」之稱的負離子如果缺乏，人們就會感到空氣「不新鮮」，常出現胸悶、心慌、頭暈、無力等不適症狀，導致工作效率和健康狀況明顯下降。

設置防火牆

為了防止空調中這些對人體有害的微生物細菌的孳生，空調機必須進行有效的清洗：

⑴空調機體外殼清洗比較簡單，只要在清水中加少許肥皂粉和洗潔精，就能自製成清洗液，或去市場購買專門的空調機清洗液就能把空調機清洗乾淨。

⑵清洗空調機的關鍵部位是過濾網的清洗。首先打開空調室內機取出過濾網，用乾淨的過濾網刷子來回刷一刷，就能把絕大部分髒物刷乾淨；接著，將過濾網浸泡在空調機清洗液或自製清洗液中，一般浸泡十至二十分鐘就能殺滅細菌，且能防止細菌孳生；然後，將浸泡完的過濾網用瓶刷刷乾淨，致使每個濾孔都清澈透明，無髒堵痕跡；最後，再用特殊擦淨布擦乾，檢查完好無損後，把過濾網安裝到機體。這樣，整個空調機的清潔過程就完成了。

⑶一般情況下，空調機每年清洗兩至三次最佳。通常可在空調開機前清洗一次，空調使用的中間過程清洗一次，最後空調關機時再清洗一次，這樣比較衛生乾淨，還不影響製冷效果。

⑷除此之外，每天空調開機的同時，盡量先開窗通風一刻鐘，尤其是第一次使用的時候，應該多一些時間來通風，將空調裡面積存的細菌、黴菌和蟎蟲盡快散發。當然，開空調的時間也不要太長，定期注入新鮮空氣，可以有效降低室內有毒氣體的濃度。

健康升級

(1)使用空調時，要調整室內外溫差以不超過五度為宜，當空調設置在26℃的時候，既節能還不易患病。

(2)盡量不要對著空調通風口的冷風直吹，大汗淋漓時更不要直接吹冷風，否則降溫的太快，很容易生病。在有空調的房間裡，應保持皮膚的清潔乾淨，否則冷熱突變的氣溫變化，會讓附在皮膚上的細菌很容易在汗腺或皮脂腺內阻塞，引起感染化膿。

(3)睡覺時，盡量不要打開空調，並且不要在開著空調的房間內抽菸。靜止的車內不要開空調，以防排出的一氧化碳回流車內，而發生一氧化碳中毒。

(4)平時多鍛鍊身體，尤其是睡前，不妨在戶外活動鍛鍊一下，有利於促進血液循環，預防空調病。

冰箱成儲存室食物變毒物

居家過日子，冰箱就成了我們生活中不可缺少的電器。冰箱能長時間的保存食物的新鮮和美味，所以有許多人不管是雞鴨魚肉、水蔬果菜，也不管是生還是熟的，更不管是新鮮還是不新鮮，一股腦兒地往冰箱裡塞，冰箱儼然成了一個「儲存室」。其實，這種做法是不對的，對我們的健康非常不利。

病毒掃描

(1)食品如果沒有充分涼透，突然放到低溫環境中，食物帶入的熱氣就會引起水蒸氣凝集，能促使黴菌生長發生質變，進而導致整個冰箱內食品黴變。

(2)冰箱內的溫度一般在-18℃左右，對細菌的抑制作用是有限的，並不能徹底殺滅它們。所以食物從冰箱內拿出來後，細菌在常溫下是能迅速的生長、繁殖的。

(3)肉、魚、雞、鴨冷凍食品一經解凍，細

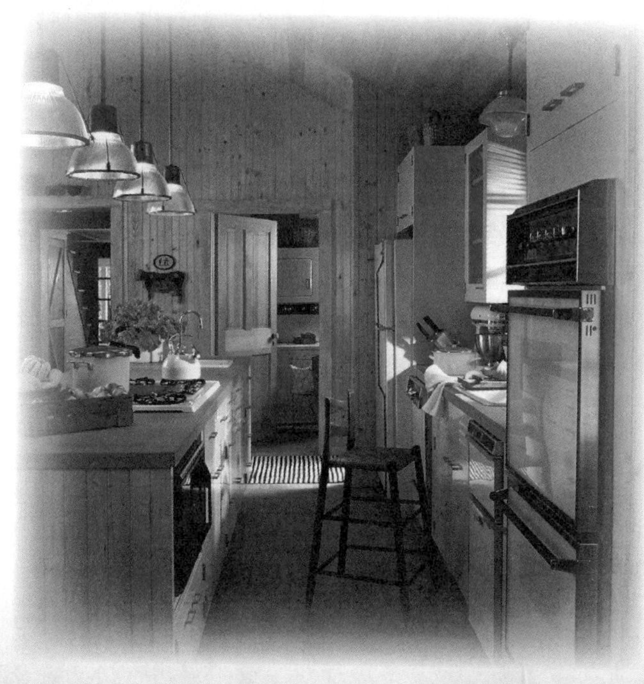

菌和酶的活力恢復，能很快繁殖分解蛋白質，成了細菌繁殖的養料，進而引起變質，產生對人體有毒的組胺物質，人吃了後會引起食物中毒。

(4)冷凍蔬菜如果在冰箱裡存放時間太長，不僅色變容易腐爛變質，維生素C也易被破壞，更不宜在夏天裡存放。

(5)冷凍食品需解凍，需要在常溫冰箱內緩慢解凍。如果急速解凍，那麼冰晶體很快就溶化，食品中的營養汁液不能即時被纖維和細胞吸收而外溢，進而使食品品質下降。如果是反覆解凍，還會產生致癌物質。

(6)夏日裡，冷飲、冰凍冰品等從冰箱內取出而直接食用，由於突然受冷飲刺激，會引起胃痛、腸炎、腹瀉或使患者加重病情，老人、小孩更是要特別注意。

設置防火牆

我們使用冰箱時，要注意到以下幾點：

(1)食品一定要生熟分開，熟食應放入加蓋的容器中存放，避免細菌交叉感染。蔬菜要摘除腐葉洗乾淨後再放入；魚類應先除去內臟和鱗；肉類帶盒直接放在冷藏室即可；每頓飯要用的肉則要好好清洗，切成合適的塊或切好絲、片，分別封好；剩飯菜要單獨擺放一個位置，避免污染其他食品。

(2)要仔細檢查放入冰箱之前的食品：熱的食品完全冷卻後再放進冰箱；用食品袋或用保鮮膜

包好食品，以防食品的乾耗或串味；從冰箱裡往外取食物時，用多少取多少；肉不可反覆解凍，否則極大地損失其食用價值。

(3)有些食品是不適合放在冰箱裡的：如熱帶水果香蕉、火龍果、芒果、荔枝、龍眼、木瓜、紅毛丹等不適合冷藏，會變黑和變味；黃瓜、青椒、茄子等則會出現「凍傷」也不適宜保存；而像馬鈴薯、紅薯、蘿蔔等，表皮厚實，一般不容易腐爛，不必放入冰箱，存放於室內陰涼乾燥處即可。

(4)要掌握食品的存放時間：肉類一般不宜超過兩天，瓜蔬果菜不宜超過五天。

(5)重要的是要定期消毒冰箱，尤其是排氣口和蒸發器。夏季裡能迅速地孳生細菌，所以每星期對冰箱清洗、消毒一次，即用0.5%的漂白粉擦洗，然後再用乾淨溼布擦洗箱縫、拐角、隔架。大蒜可以放置在排氣口和電冰箱下方的蒸發器內，用來殺菌消毒。

健康升級

很多人不知道冰箱也是有高磁場的，而且還是非常大的電磁波，會影響到人的神經和生理功能。所以，把冰箱放在客廳裡的做法是不科學，我們應該把冰箱安排放在房間不經常逗留的場所，盡量避免冰箱帶來的輻射。

冰箱內空隙的空間大，就有利於冷空氣循環，食物降溫的速度也就比較快，減少了壓縮機的運轉次數，達到節約電能的目的。

微波爐洩漏損害人體健康

省事、省力、省心的微波爐，為人們帶來了很多方便。但是，微波爐快捷方便同時，長久使用也容易給人身健康帶來危害，尤其是出現微波爐洩露的話，對人體健康的威脅就更大。

病毒掃描

微波爐長久使用，它所發散出來的微波會在人體沿神經纖維累積大量的乙醯膽鹼，這種激素物質對人體危害很大，很容易引起各種疾病。微波爐自身的磁場具有很大的破壞力，能夠擾亂人體細胞振盪所產生的磁場，長期使用或在微波爐旁邊待的時間過長，會導致人出現頭昏、記憶力減退、睡眠障礙、心跳過緩以及血壓下降等不適症狀。

如果微波爐的電磁出現洩露，很容易對人造成不能癒合的燒傷。科學研究，人眼靠近微波爐洩漏處約三十公分的時候，微波洩漏的高度就能導致人突然感到眼花，此時檢查人的眼底就能發現視網膜黃斑部上方有點狀出血，嚴重的還會導致白內障。

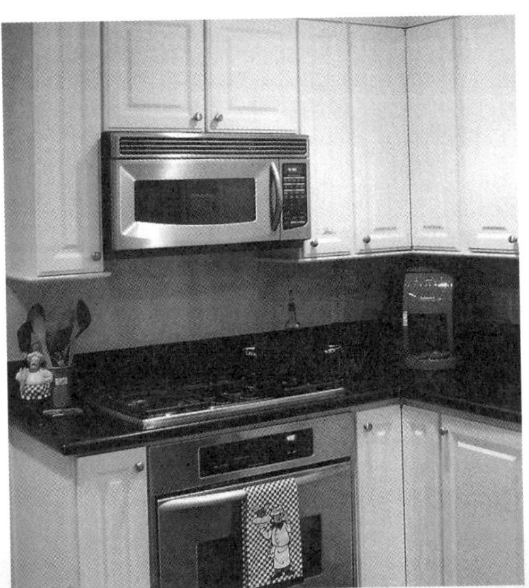

設置防火牆

(1)人的眼睛對微波輻射很敏感，因此在使用微波爐的時候，千萬不要把臉靠近爐門的觀察窗，以免眼睛受到傷害。

(2)微波爐在放置的時候，應該注意遠離電視機、收音機等有磁性材料的電器，否則會降低微波爐的工作效率，同時微波爐也會對這些電器產生電磁干擾。

(3)微波爐在使用過一段時間之後，也應經常檢查，查看是否有機械損傷以及爐門的開啟是否正常。如果發現異常的話，應該立即送去維修，不宜繼續使用。

(4)經常使用微波爐的人，在平時的飲食中應該注意多食用一些富含維生素的蔬菜、水果等，來保持體內維生素的含量。

健康升級

經常使用微波爐的家庭，應經常對微波爐進行檢查，防止洩露。在沒有專業儀器的情況下，也可以用下面兩種方法進行檢測。

(1)在使用微波爐的同時，用打開的收音機在微波爐的四周來回移動。如果收音機的信號受到干擾，發出絲絲的聲音，就證明微波爐已經洩露。

(2)關閉室內的電燈，然後拿一支八瓦的日光燈管在微波爐的周圍來回晃動，如果燈管發出微微的光亮，也證明微波爐已經洩露。

光碟這樣放會危害健康

小藝是個CD發燒友，業餘愛好就是收藏各式各樣的CD光碟，不管是新的、舊的，只要是自己的收藏中沒有的，她無論如何也要弄到手，甚至不惜出高價購買，哪怕是天天吃泡麵她也高興。

有一天，一個多年不見的醫生朋友來小藝家裡拜訪，小藝打開櫃子，得意地向朋友展示她的收藏品時，醫生朋友被迎面而來刺鼻的味道薰得後退了幾步，告訴小藝，她這樣收藏CD可能會影響自己的身體健康。

病毒掃描

目前的光碟製作中，聚碳酸酯是光碟使用的主要材料，它不會散發異味。而光碟表面的塗料具有和油漆大致相同的化學性質，含有苯、重金屬等物質。儘管這些塗料用量少，要是大量光碟推在一起，那所散發的物質就會對人的健康造成危害。特別是那些製作不好的盜版光碟，塗料品質更差，對健康的危害也就越大。

這些塗料中，苯屬於劇毒溶劑，能在人體內蓄積，神經系統和造血組織就會受到損害，哪怕吸入的是少量。誘發人慢性中毒的重金屬，如果攝入量過多，更是對兒童的智力發育造成不良影響。還有的塗料中含有揮發性有機化合物——VOC，如果被人體攝入也會影響身體健康。此外，光碟的塑膠包裝盒，很可能在製作過程中添加了溶劑，這種溶劑也會散發出一些味道來，對人體健康也有影響。

設置防火牆

在光碟買回家之前，盡量放在外面晾一段時間來散發氣體，再收拾到櫃中。聞到光碟的味道過於濃烈，可以把盒子扔掉，光碟就直接放入光碟架中儲存。平時有時間，光碟最好常放在通風處，散散味道或者是打開存放光碟的櫃子通通風。

健康升級

如果方便的話，簡易紙包裝可以來代替盒式包裝，以減少環境污染。

危險的門把手，疾病從「手」來

門把是人們在日常生活中接觸非常頻繁的地方，出門、進門，來來往往，是每個人的必「觸」之地，這樣的高「觸摸率」會導致把更多的細菌、病菌殘留在上面。但很多人從來不在意這些，以致於給細菌傳播創造了更加有利的條件。

病毒掃描

人手上所攜帶的病菌，滯留在門把手上以後，會存活兩天的時間。尤其是感冒病毒，患者接觸的很多地方都會造成病菌的殘留。特別是我們經常使用的不銹鋼的把手，往往會孳生著成千上萬的病菌，比如大腸桿菌、鏈球菌等，這些病菌在進入人體後就會引發各種疾病。

設置防火牆

(1)在日常生活中養成勤洗手的習慣，這樣就可以將大部分的病菌沖

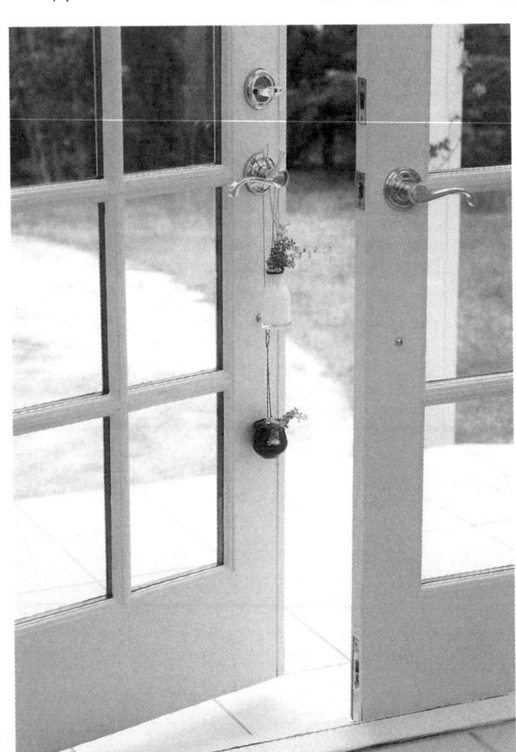

掉，避免這些病菌進入人體危害健康。

(2)流感患者應該避免與其他人近距離的接觸，防止將自己身上攜帶的病菌傳播給別人，給人帶來損害。

(3)定期對門把手進行一些消毒處理，或者是盡可能少地接觸門把手，減少病毒傳播的機會。

健康升級

現代科學發現，一個人在打噴嚏的時候也會排出大量的病菌，以致於排菌量能夠達到四千五百到十五萬個。這個數量非常驚人，病菌在氣流的推動下，還會以三十公尺/秒的速度繼續擴散，一直散佈到很遠的地方，造成不可思議的危害。而一個感冒的病人在噴嚏中，就可以排出八千五百個，甚至更多的活病菌。因此，為了避免對別人造成危害，在打噴嚏的時候一定要用手帕輕輕遮住口鼻。

但是，噴嚏來的時候，也不要硬憋著不打。有些人為了注意自己的形象，往往也會憋住噴嚏不打出來。這樣就會加大鼻腔的壓力，甚至會造成鼻骨骨折和鼻出血，更嚴重的還會對耳朵造成損害，導致中耳骨折或脫位，進而造成傳導性耳聾的不良後果。

洗衣機藏污納垢易致病

現代人的生活真是越來越便利，洗衣服的任務基本上都「拜託」了洗衣機。一提起洗衣機，大家都會想到衣服被自動洗得「乾乾淨淨」，既輕鬆又快捷。其實，洗衣機帶給我們這些「乾乾淨淨」的衣服同時，也悄悄地給我們帶來了一些危害。

病毒掃描

根據洗衣機的原理，洗衣機有內外筒之分，污垢與細菌就聚集在中間的夾層。當工作時水在內與外筒之間流動，當內筒、衣物被甩乾水被排出後，內外筒之間就成了水垢、有機物、衣物纖維、灰塵、細菌等的大本營。如果洗衣機存放在比較潮溼的環境中，那麼細菌更是容易大量繁殖、污垢更是容易發酵。這樣時間一長，細菌與污垢就越來越多。每次洗衣服時，這些細菌都會隨著水流接觸到衣服，衣服表面上是洗乾淨了，但那些看不見的病菌卻附著在上面了。

還有許多家庭，內衣和外套一起混著洗，內衣和襪子一起混洗，大人和孩子的衣物混洗等等，這樣就會造成了交叉感染，成為誘發泌尿、婦科病和皮膚病的誘因。

另外，我們使用的全自動洗衣機，比傳統的雙缸式洗衣機更容易引起黴菌孳生，這是因為殘留水不容易排放乾淨、脫水槽與洗滌槽之間間隙很小等原因。

設置防火牆

(1)洗衣機要定期清洗，每隔兩年左右大清理一次；還可以請專業的洗衣機清潔公司上門清洗機內污垢。平時，自己在家還可以用洗衣機專用的清潔劑來進行清潔。

(2)內衣、內褲與外衣、外褲不能一起放到洗衣機裡洗，一些婦科常見病比如滴蟲性陰道炎、黴菌性陰道炎等，都可能因洗衣機內混洗，傳染給他人。如果家裡有傳染性病人或皮膚病人時，為避免發生交叉感染，也要和健康人的衣服分開洗。

(3)洗衣機要放在通風、明亮的地方；洗完衣物後洗衣機蓋不要立刻蓋上，敞開通風除溼兩、三個小時。洗衣機的內部要保持乾燥，不用時也要敞開洗衣機的蓋子。

(4)洗衣機洗好的衣服應立刻晾晒，不要悶在洗衣機內；平時換下來的髒衣服也不要都堆在洗衣機裡。

健康升級

(1)用洗衣機洗衣服時，優質低泡洗衣粉可減少漂洗次數；也可以先把衣物上的肥皂水或洗衣粉泡沫擰（脫）乾後進行漂洗。

(2)要洗的衣服應累積到一定的足量，並按衣物類別盡可能選用合適的洗衣程序。避免洗少量衣物而浪費電能，可以採用集中分類洗滌的方法來洗存的足量待衣物，先洗淺色後洗深色，全部洗完後再逐一漂清；還可以盡可能減少使用烘乾機。如確實需要烘乾，脫水時間一分鐘半即可。既省電、省水，還能節省時間。

鋪地毯應留意塵蟎孳生

柔軟漂亮的地毯可以美化我們的生活，但地毯中隱匿的一些污染物，常常會給我們的生活帶來一些麻煩，甚至引起一些過敏性疾病，影響到我們的健康。科學家更指出，如果在室內鋪地毯，容易使兒童因地毯中的塵蟎刺激而發生過敏，致使孩子患上氣喘。

病毒掃描

在日常生活中，常有人會遇到過這樣的情況：一走進臥室裡或是家裡，全身瘙癢不適、流鼻涕、打噴嚏，甚至有可能引發氣喘。一旦離開這種環境，這些症狀很快就消失了。

而這種狀況，恰巧都是由我們腳下的地毯中所藏匿的塵蟎引起的。塵蟎的身體很小，加上牠的身體是半透明的，我們的肉眼不容易看到牠，牠們喜歡舒適的環境裡，而有地毯的居室裡儲藏的

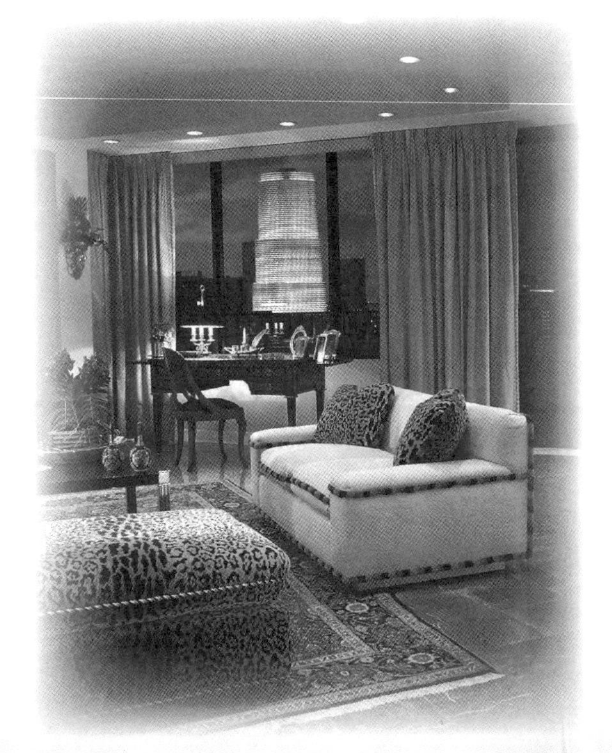

是比光地板或水泥地面多達一百倍的灰塵和細碎顆粒。每粒一克重的灰塵中，便有五十多萬粒塵蟎的糞便小球。而這種糞便小球僅僅只有二十微米，含有的一種過敏原，小孩子有可能將其吸入體內，進而引發一些過敏症狀，嚴重者會得氣喘。

設置防火牆

(1)地毯、窗簾和家庭軟性裝飾物，尤其是地毯往往是塵蟎孳生的主要場所，因此地毯、窗簾和家庭軟性裝飾物要清掃整理碎屑殘片，經常開窗保持空氣新鮮，避免潮溼。

(2)整理、打掃房間時，要避免灰塵揚起，減少蟎蟲藉助空氣分散的機會。所以要養成「溼式作業」的好習慣。

(3)寵物不僅孳生大量的蟎，還可以攜帶著傳播到室內的各個角落，所以房間內最好不要養寵物。

(4)如果在經濟條件上，不允許經常性換地毯，那麼每週也應該用地毯真空吸塵器吸塵一次，且要經常更換吸塵器袋。

健康升級

(1)在購買地毯時，最好不要選擇素色和沒有圖紋的地毯，因為此類地毯一般較容易顯露污漬、腳印。另外，那些品質較優的地毯，一般都在生產過程中經過特別的加工，可以提供防污、防塵和耐磨損的保證。

(2)地毯與一般家庭常用的化學品，如漂白水、殺蟲劑、強力清潔劑及護膚品等接觸後，可能會產生化學污漬或出現褪色的情況，因此要避免地毯沾染這些化學品。此外，地毯長期受陽光直接照射，會出現褪色的情況，要避免陽光直射。

(3)地毯內的塵埃，會對纖維造成磨損，並且使地毯的顏色變得灰暗。所以在走動頻繁的地方，要定時吸塵，每週應吸塵兩至三次，臥室也應至少每週吸塵一次。

(4)地毯最好選用乾洗自行清潔地毯，確保地毯歷久彌新，大約每隔兩年左右，應徵請清潔公司上門對地毯徹底清潔。

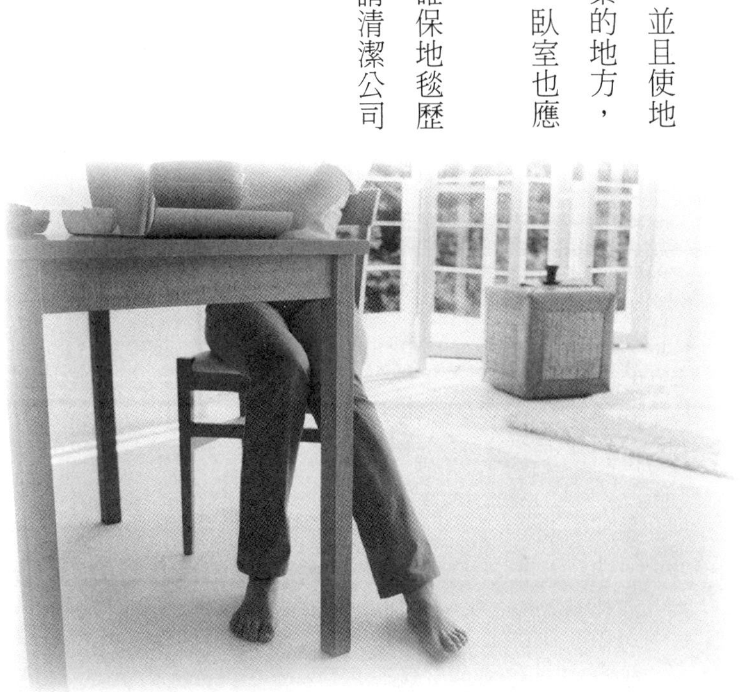

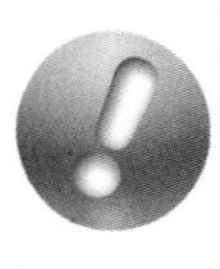

「問題」窗簾成健康「殺手」

窗簾是家庭中的「居室的名片」，它懸掛於室內，關乎居室裝飾的美觀，也關乎家庭的健康。但是在很多人眼裡，窗簾就是掛在窗戶上的一塊布料，只關注窗簾的樣式、花色好不好看，似乎很難與健康聯想在一起，更不會想到我們生活中的裝飾布、窗簾和布藝家具，也會造成室內環境的甲醛污染。其實這些「問題」窗簾正是悄悄藏在我們身邊的健康「殺手」。

病毒掃描

在紡織品中添加具有防腐能力特別強的甲醛，能保持印花、染色的耐久性以及改善手感，還有防皺、防縮、阻燃的效果。但這些被稱作游離「殺手」的甲醛，對身體健康卻有很大的危害，輕則會讓人產生流淚、過敏、失眠、頭暈、喪失記憶力等症狀，嚴重者則可致癌。尤其是對抵抗力較弱的兒童和老人來講，甲醛的危害性就更加嚴重。所以，當含有甲醛的紡織品長時間的暴露在空氣中時，就會不斷揮發釋放而污染室內環境，進而我們的健康時刻受到威脅。

設置防火牆

在紡織產品生產過程中，許多商家還是會使用甲醛，而產品中的甲醛含量若能科學處理並將其控制在規定範圍內，這樣的紡織產品還是可以安全使用的。所以，在挑選窗簾的時候不妨做到以下幾點：

(1)聞異味：購買窗簾時最好先聞一聞，那些散發出刺激性氣味布料，可能就有甲醛殘留，建議最好不要購買。

(2)挑花色：窗簾應選購淺色調為宜，甲醛、染色牢度超標的風險會小些。

(3)看品質：要謹慎選購經防縮、抗皺、柔軟、平挺等整理的布藝和窗簾產品，要仔細看看成分標籤是否寫明了甲醛的含量。

(4)動手洗：買回來的窗簾一定要水洗後，掛在通風處晾晒過再用。

(5)多選擇：房間內窗戶比較多，還可以選擇葉簾、捲簾等不同材料的窗簾。

健康升級

(1)據科學研究，干擾人正常睡眠的噪音一般持續達到三十分貝。所以，

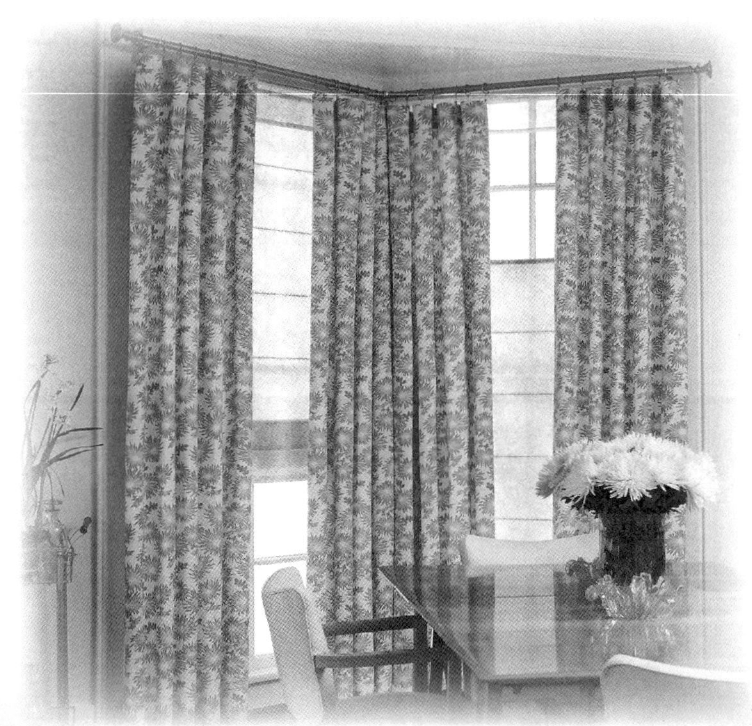

選擇一些以絲絨、棉、麻為質地的吸音效果好的窗簾至關重要，可以減少10～20％的外界噪音。

(2)棉質或絲絨質料的窗簾，具有很好的遮光效果，可以用在臥室裡。而百葉窗可以很方便的調節光線，可以用在不需要太強光線的書房、餐廳內。

(3)窗簾在冬季裡，絲絨窗簾質料厚重，保暖性就比較好。在顏色選擇上，深紅色的色系窗簾最保暖，適合在寒冷的冬季裡用。

(4)窗簾顏色還有調節心情的作用。過於沉重的顏色，時間一長心情就比較壓抑；過於鮮亮的顏色，時間久了就會視覺疲勞，心情煩躁。最好的辦法是多去選擇一些自然清新、能讓人心情愉悅的顏色。紅、黑配合的窗簾，有助於盡快入眠，是容易失眠的人的選擇。

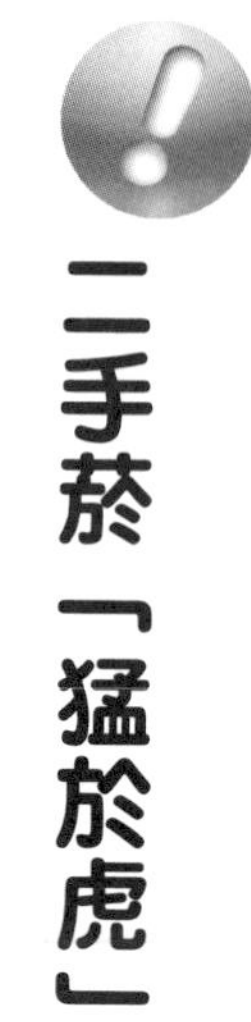

二手菸「猛於虎」

我們所說的二手菸，既包括吸菸者吐出來的主流煙霧，也包括從紙菸、雪茄或菸斗中直接冒出來的側流煙。不吸菸的人，卻被動吸菸即俗稱的「吸二手菸」，如果每日被動吸菸十五分鐘以上，就被稱為是被動吸菸，又稱「強迫吸菸」或「間接吸菸」。

吸菸會導致氣喘、肺炎、肺癌、高血壓、心臟病和生殖發育等疾病，但人們對於被動吸菸的認知還遠遠不足，事實上，二手菸對於被動吸菸者的危害並不比主動吸菸人低，尤其是對青少年、兒童的傷害，其後果更為嚴重。

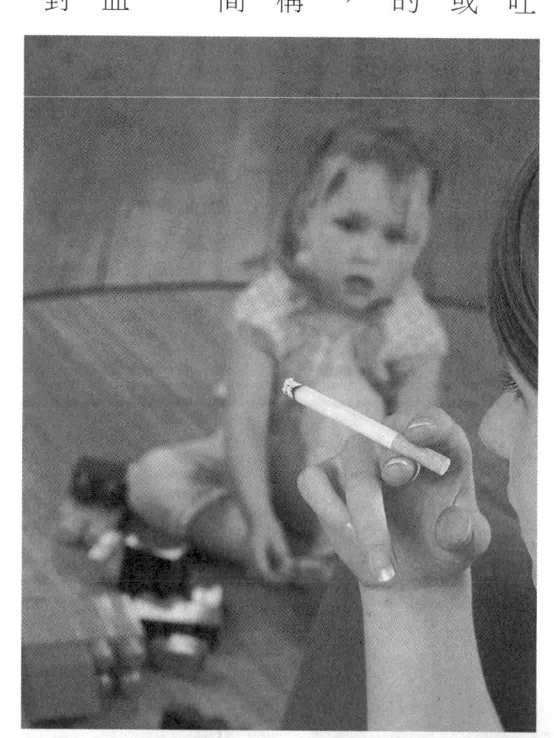

病毒掃描

二手菸是由主流煙和測流煙組成，但對被動吸菸者危害最大的還是側流煙。測流煙是指靜置燃燒產生的煙，由於測流煙的空氣供應不足，燃燒不夠完全，因此測流煙中產生的有害氣體及致癌物質就更多。即使是主流煙中，也可散發超過四千多種粒子物質，這些物質中大部分都是很強烈的刺激物，其中至少有四十種以上與癌症有關的有毒物質。

不管是主流煙還是測流煙散發出來的物質，都會在空氣中停留，即使是停止吸菸後，這些有害物質仍舊會在空中停留數小時之久，若被其他非吸菸人士吸進體內，就有可能會跟氡氣的衰變產物混合一起，對人體健康的傷害就會更大。

科學家經過研究發現，置身於這種充滿菸害的環境中，不僅會使不吸菸的成人罹患肺癌，並且還會增加各種非癌症呼吸道疾病的危險性，以及缺血性心臟病的發生，尤其是對正處於發育期的青少年、兒童來說，危險性就更大。因為人體在大量吸入二手菸後，身體血液中對人體有益的高密度脂蛋白濃度下降，其濃度一旦降低，就會影響人體心血管的正常功能。

設置防火牆

拒絕二手菸對我們身體的傷害，應做到以下幾點：

(1)拒絕別人遞上的香菸，去公共場合用餐時，堅持選擇「禁止吸菸區」。
(2)生活中要多吃富含胡蘿蔔素及維生素C的水果，不僅具有抗氧化的功能，還起到抗癌的作用。
(3)要想加速排除體內的尼古丁等有害物質，盡量多喝水，多排尿，多運動，多排汗。

(4)以預防為主，年輕人應戒菸或者盡量少吸菸。有吸菸史者，發現有早期不適症狀的，要早去診斷以便能早期治療。

健康升級

為了減輕吸菸對人體造成的巨大傷害，吸菸者在日常生活中應注意飲食。

(1)多食含碘食物。經常吸菸者，血液中的硒元素含量偏低，因此，應經常多吃一些含硒豐富的食物，如動物肝臟、海藻及蝦類等，能起到防癌、抗癌的作用。

(2)多食維生素食品。一些富含各種維生素的食物，如牛奶、胡蘿蔔、花生、麥片、豆芽、白菜、植物油等，不但可以防止維生素缺乏，還可以增強人體的自身免疫功能。

(3)多喝茶。茶葉中所特有的兒茶素等，可有效地防止膽固醇在血管壁上沉積，增加胃腸蠕動及降低血、尿糖等。所以吸菸者應經常多喝茶，不但能降低吸菸所帶來的這些病症的發作，同時茶能利尿、解毒，菸中的一些有毒物可隨尿液排出，減少其在體內的停留時間。

(4)多食降低膽固醇合成的食物。吸菸者還應多吃一些能夠降低或抑制膽固醇合成的食物，如牛奶、魚類、豆製品及一些高纖維性食物、辣椒粉、肉桂及水果（水果食品）、蔬菜（蔬菜食品）等，少吃含飽和脂肪酸的肥肉。

塑膠袋使用不當也有毒

在路邊的小吃攤上經常見到吃早餐的人，面前擺著一碗碗熱騰騰的豆漿或者粥，碗上都套了一個白色塑膠袋，甚至很多人把食品用塑膠袋包著就往嘴巴裡送。

大多數人認為這樣的食用方法，一是杜絕自己使用的碗用塑膠袋隔著，可以有效阻止別的人用過碗後的細菌，二是自己的手不乾淨，塑膠袋是乾淨的，不洗手吃飯也不會傳染細菌。而攤販老闆，倒也是省下洗碗的水和力氣了，一個塑膠袋也沒多少錢。

可是，這些看起來很乾淨的塑膠袋真的乾淨嗎？事實並非如此，這些塑膠袋使用不當也會有毒，危害就在我們的嘴邊。

病毒掃描

目前我們使用的許多塑膠袋，都含有聚氯乙烯、硬脂酸鉛、鄰苯二甲酸鹽、化合藥劑等物質，這些物質加熱後，往往會釋放出多種有毒物質，當溫度超過50℃時，有毒成分就會從塑膠袋裡面滲出，而污染食物，並且溫度越高，有毒物質釋放地也越多。

聚氯乙烯會對人體的神經系統、骨骼和肝臟產生毒害作用，還可能導致血管肉瘤的發生；硬脂酸鉛是聚氯乙烯塑膠袋的一種穩定劑，高溫時塑膠袋中的硬脂酸鉛就會溶入食品，一旦進入人體，就會造成積蓄性鉛中毒；鄰苯二甲酸鹽是塑膠工藝的添加劑，可增加塑膠製品的柔韌性，屬於低毒化學物，一旦遇到高溫加熱，則會出現毒性，對人的中樞神經系統和肝臟有損害；化合藥劑的使用是為了增加透明度和彈性，比如聚氯乙烯保鮮膜中就有此類物質，如果用保鮮膜長時間地包裹食品，保鮮膜中的有害物質就會被食物中的油脂溶解，如果遇到加熱，則會加速這些化合藥劑的釋放，人體攝入後，會破壞內分泌系統，擾亂人體正常的激素代謝，對女性而言，會引起乳腺癌，男性則出現精子減少，甚至導致精神疾病的發生，如果進入孕婦體內，則容易導致新生兒先天缺陷等。

另外，有色塑膠袋的危害要更大，因為有色塑膠袋中多含各種芳烴等有機染料，並且有色塑膠袋在回收料中雜質較多，廠商不得不在其中添加顏料重新加工。因此，不能用這些含有化學物質的袋子直接來裝入口食品。

設置防火牆

(1)在外面購買熟食、點心等直接入口的食物時，為有效降低使用塑膠製品的危害，最好自帶餐具或標準塑膠食品袋，且嚴禁用彩色塑膠袋直接盛裝食品，尤其是很燙的食品。

(2)如果需要使用塑膠袋，那就要盡量到正規的商場購買標準塑膠食品袋，那些表面看起來乳白色、半透明或無色透明狀，有柔韌性，用手摸上去有潤滑感，表面看起來像有蠟，遇明火易燃，離火後仍能繼續燃燒，且無異味的塑膠袋，屬於無害塑膠袋。

(3)存放在冰箱裡冷藏、冷凍的食品，應該購買專門的保鮮膜或保鮮袋來存放，不能使用一般的塑膠袋來代替。

健康升級

日常生活中，免洗餐盒不僅為我們提供了快捷方便，而且價格低廉。但是，免洗餐盒中也存在著很大的隱患，特別是劣質的餐盒的影響更是巨大。劣質餐盒中往往添加了大量的工業碳酸鈣、廢舊塑膠、工業石蠟等，這些物質中往往含有乙酸和正乙烷等成分，對人體健康產生危害。另外，餐盒內含的大量重金屬會嚴重傷害到人體的消化道、神經系統等。

因此日常生活中，盡量不要使用餐盒就餐，如果需要，則要學會如何識別劣質餐盒：

(1)**聞**：使用前，先拿起餐盒聞一聞，看是否有刺鼻的味道。

(2)**摸**：用手摸一下餐盒，感覺一下手感是否光滑。粗糙不平且手感發澀的餐盒，可能含有一些固體殘留物，這樣的餐盒不能用。

(3)**捏**：拿起餐盒，用手指輕輕捏一下，看是否留有印記。留有印記的餐盒，含有石蠟成分，是劣質的。

(4)**照**：拿著餐盒舉向太陽照一照，通常優質的餐盒沒有不規則小黑點。如果有，則證明餐盒裡面存在一些雜質，不能用。

(5)**撕**：優質的餐盒不添加石蠟成分，很難撕壞，反之劣質的餐盒很容易被撕破。

清晨開窗等於引毒入室

一日之計在於晨，所以剛從床上睡醒的人，往往都會把窗戶打開，美其名曰「通風換氣」，認為這樣既能保持空氣清新，還能預防呼吸道傳染，是個最經濟簡單的空氣消毒辦法。其實，這種「通風換氣」法並不科學，因為清晨室外污染物濃度很高，開窗通風等於引毒入室。

病毒掃描

一般在清晨的六點左右，空氣中污染物的濃度依然很高，而此時溫度又偏低，氣壓高，接近地面的地方聚集著空氣中的微小沙塵、細菌以及各種不良氣體，很難向高空散發，只有當太陽升起、溫度升高後，有害氣體才會慢慢散去。因此，如果一早起床就忙著開窗戶來「通風換氣」，不僅不能將淤積了一晚的惡劣空氣給「趕」出去，反而將外面的有害氣體迎接進來，等於真正的「引毒入室」了。

設置防火牆

現代都市裡，由於工業污染和汽車廢氣的加劇，空氣品質的污染有兩個高峰，也有兩個相對清潔的低谷。污染高峰一般是在日出前後和傍晚，而相對清潔時段是上午十點和下午三點前後。因此，每日開窗盡量避開一早一晚這兩個污染高峰，最佳時間應該是上午的十點和下午的三點左右。

另外，開窗通風不必一整天都開著，可在一日之內開窗三、四次，一次三十分鐘就已經足夠。對於自然通風不足的居室，可用電風扇通風或空氣清潔器等來達到通風的目的。

此外，陰天的時候由於空氣中氣壓較低，空氣中的污染物難以消散，因此陰天盡量不要多開窗。

健康升級

人在室內度過的時間，佔一生時間的70～90％，可見室內空氣品質對健康的影響佔有多大的份量。所以如何盡快地改進室內空氣品質，提高人們的健康水平已成為生活中的必然趨勢。

(1)家庭地點的選擇。要選擇遠離交通幹線，通風、向陽、乾燥、有利於排水的地方。

(2)在房屋設計上，要求自然通風。

(3)在室內裝修材料的選擇上，要選擇標準的裝修材料，禁止使用有害的化學溶劑、黏膠劑向室內釋放。

(4)改掉不良生活習慣，禁止吸菸，也是保持室內空氣品質的重要措施之一。

居室養花，當心中「花招」

養花、賞花的習慣在我國是由來已久。「百花生日是良辰，未到花朝一半春。萬紫千紅披錦繡，尚勞點綴賀花神。」這是描寫舊時江南民間慶賀百花生日風俗的盛況。很多人都願意在自己居家裡養些盆栽花卉，比如杜鵑、一品紅、君子蘭等，都是比較常見的家庭類花卉。適當在室內養些花草，不僅可以幫助淨化空氣、愉悅心情，而且還能促進人的身體健康。但是，這些看起來惹人喜愛的花花草草，可能就是殺人於無形的「美麗殺手」，一不小心就會讓我們中了它們的「花招」。

曾經有一戶人家，到了冬天，由於怕陽臺外面養著的花草在夜間被凍壞，就將盆花搬進了臥室。誰知到了第二天早晨起床後，一家三口都感到渾身沒有一點力氣，意識也很遲鈍，全家人精神恍恍惚惚的。到了第三天早晨，感覺就更厲害了，不斷感到渾身不適，沒辦法，只好去醫院就醫。經過醫生診斷發現，一家人為二氧化碳中毒，而這「兇手」就是搬進臥室裡的盆花。

病毒掃描

這些盆花之所以會讓全家人二氧化碳中毒，與綠色植物的光合作用有關。所謂植物的光合作用，就是植物在光照的條件下，把從根部吸收進內部的水分和由葉片中吸入的二氧化碳，經過在葉片內的合成作用，合成碳水化合物，最後再釋放出氧氣的生長過程。但這個光合作用必須是在光照的條件下，如果光照不充分，這個光合作用就不能合成了。因此，植物到了夜間，不僅不能釋放出氧氣，還要做吸入氧氣、放出二氧化碳的呼吸作用。

這樣一來，這家人的好幾盆盆花就會跟人來爭奪氧氣，其呼吸作用還十分旺盛，加上天氣寒冷，這家人還將窗戶和門關得十分嚴實，導致室內空氣不流通，產生的二氧化碳太多，人們也就因此二氧化碳中毒了。

其實，花卉對人的危害還不僅這個問題，有些花草還具有一定的毒素，如果盲目在室內種植花草，還有可能對身體健康帶來一定的隱患：比如有些花卉如夾竹桃的汁液、一品紅的白色乳液、水仙花的鱗莖等會引起皮膚過敏；使人頭昏腦脹的花卉有鬱金香花；會造成皮膚奇癢的是萬年青的汁液；吃了就有生命危險的虞美人果實等。此外，有毒性成分的花卉還有馬蹄蓮、龜背竹、虎刺、米蘭、狀元紅、五色梅等，這些花卉僅可供觀賞，禁止去觸摸、嗅聞，如果誤食更有中毒的危險。

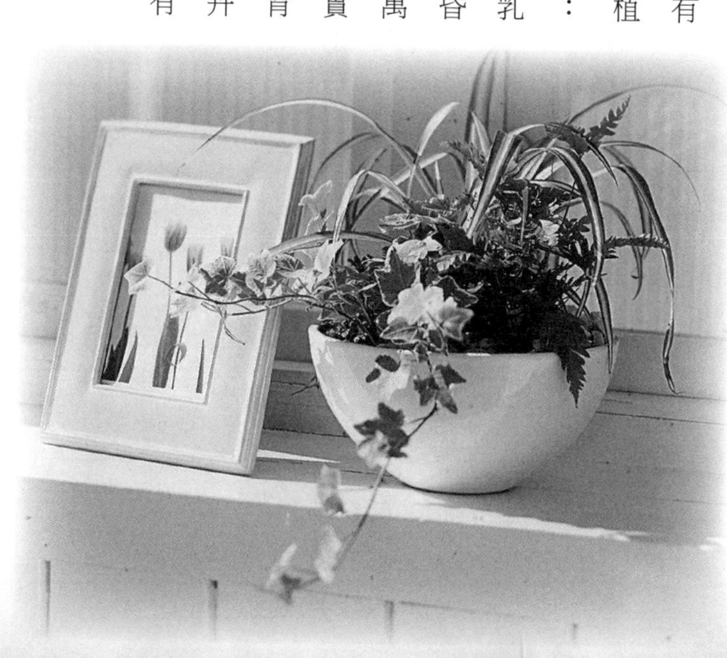

設置防火牆

(1)室內養花數量要控制，不宜過多，通常在十二至十六平方公尺的空間內，可養一至三盆大型觀葉植物。居室養花要常開窗，因為綠色植物的空氣淨化能力遠不如開窗換氣，並且花草本身也需要新鮮空氣的滋養。

(2)居室內養花要清楚花的習性，對於那些能產生有害物質的花草，應盡量避免，特別是體質比較敏感的人。比如有些人受到花粉和香味的刺激，會誘發氣喘、咽喉炎、過敏性鼻炎、咳嗽等；有些花草散發的異味、怪味，會讓人產生煩躁、頭暈、噁心、頭痛等不適症狀；還有的植物在人碰觸後，會導致皮膚局部紅腫、疼痛、發熱、瘙癢，嚴重者還能休克，甚至能引起生命危險。

(3)對於有些毒素的花卉，如果實在喜歡養，也要特別注意，應放在孩子觸摸不到的地方，以免被孩子玩弄或誤食發生意外，對於像有尖刺的植物存在一定的威脅，應放置於遠離孩子及全家人活動的位置。

(4)病人的房間最好不要養花，因為花盆中的泥土產生的真菌孢子會擴散到空氣中，容易侵入人的皮膚、呼吸道、外耳道、腦膜以及大腦等部位，引發機體感染，危害病人的健康，不利於病人身體康復。

健康升級

(1)清除空氣中的有害物質的花草：蘆薈、吊蘭、虎尾蘭、一葉蘭、龜背竹，虎尾蘭和吊蘭可吸收室內80%以上的有害氣體，蘆薈可以吸收一立方公尺空氣中所含的90%的甲醛。

(2)能有效地清除二氧化硫、氯、乙醚、乙烯、一氧化碳、過氧化氮等有害物的花草有：常青藤、鐵樹、菊花、金橘、石榴、半支蓮、山茶、米蘭、雛菊、臘梅、萬壽菊等。

(3)天然的除塵器，能截留並吸滯空氣中的飄浮微粒及煙塵的花草有：桂花、臘梅、花葉芋、紅背桂。

(4)使人放鬆、精神愉快的花草有：丁香、茉莉、玫瑰、紫羅蘭、薄荷。

(5)具有明顯的抑制作用的花草有：薔薇、石竹、鈴蘭、紫羅蘭、玫瑰、桂花等植物。

(6)能夠有效地減少陽光輻射，帶來清冷並降低室內溫度的有：爬山虎、葡萄、牽牛花、紫藤、薔薇等攀藤植物。

(7)能在夜間淨化空氣，製造氧氣的花草有：仙人掌等原產於熱帶乾旱地區的多肉植物，虎皮蘭、虎尾蘭、龍舌蘭以及褐毛掌、伽藍菜、景天、落地生根、栽培鳳梨等。

起床就摺被當心「摺」出病

生活中起床摺完被子後，覺得房間裡既整齊又整潔。不可否認，愛整潔是非常好的個人衛生習慣，但從健康的角度講，這麼做是有弊端的，其中有個重要的科學小常識可不能忽視，否則當心好習慣也會給你帶來「病」。

病毒掃描

通常，經過一整晚的睡眠，我們的皮膚會排除大量水蒸氣，使被子不同程度地受潮。被子也吸收或吸附著我們的呼吸和全身的毛孔排出多種氣體和汗液。這些汗液和水分如果不盡快散發出去，被子會成為一個污染源。受潮而且受到化學物質污染的被子，影響到人體的身體健康。

科學家研究發現，即使是在一個非常愛整潔愛乾淨的家庭裡，床上被褥蟎蟲和塵埃蟎蟲也至少要有一千五百萬隻，這些透過食用人體自然脫落的皮屑存活的小蟎蟲，會產生使人體過敏的各種物質。

設置防火牆

早上起床後，先不必急著摺被子。可以先把被子翻轉過來，讓被子的裡面朝外。等去梳洗、運動回來後，再整理床鋪，摺被褥。

有專家建議，最簡單的辦法就是不摺被子，被褥裡的潮溼氣體很快就會乾燥，而外部的溼氣又無法進入，蟎蟲也就沒有依賴生存的水分，就不可能長久生存並最終乾渴致死。

當然，還可以在陽光最為充足的日子，多晒晒床鋪被褥。紫外線強大的殺菌作用和空氣流動的共同作用下，有害的病毒、細菌就會被殺滅，起到保護健康的效果。但也不是晒得時間越長越好，一般上午十一點到下午兩點半是最好的晒被時間。晒好的被子，應用刷子刷一遍，去掉浮塵。不要用力拍打，以免被褥上的粉塵和蟎蟲飛揚起來引起過敏反應。

如果感覺棉被潮溼，但又沒有時間在白天晒被子的話，那麼可利用物理法「烘晒」，即在鋪開的被子上面放置電熱毯加熱約一個半小時。但要注意，最好每隔二十分鐘轉換一下棉被的位置，防止受熱不均勻。

健康升級

一般情況下，晒被效果的好壞與被套顏色的深淺有直接關係，因為淺色被套的熱吸收率比深色被套要差，所以晒被時不妨準備一塊具有吸熱特性的大黑布覆蓋在棉被上，會有事半功倍的效果。

當然，並不是所有的被褥棉絮都可以在太陽底下晒，如合成纖維類棉絮、羽絨被、羊毛被等，這些製成品中含有的油分讓太陽的高溫曝晒，就會發生變化，產生腐臭氣味，甚至變質、變脆，還會繁殖很多的細菌，因此晾晒羊毛被和羽絨被時，最好也蓋一塊棉布在被上，因為羊毛被和羽絨被的吸溼性和排溼性非常好。而化學纖維製品如果長時間的在太陽下曝晒會釋放出化學物質，對人體健康有害，所以，在晒被之前最好先用一層薄棉布覆蓋在被子上面再晒，就能得到保護而不受損害了。

最後要注意：被子不宜用力拍打，像棉花之類的被褥，纖維粗而短，還容易斷裂，一用力拍打後會變成棉塵；像合成纖維之類的被褥，一拍打反而會結成一塊；羽絨被褥也不宜拍打，否則容易影響保暖效果。

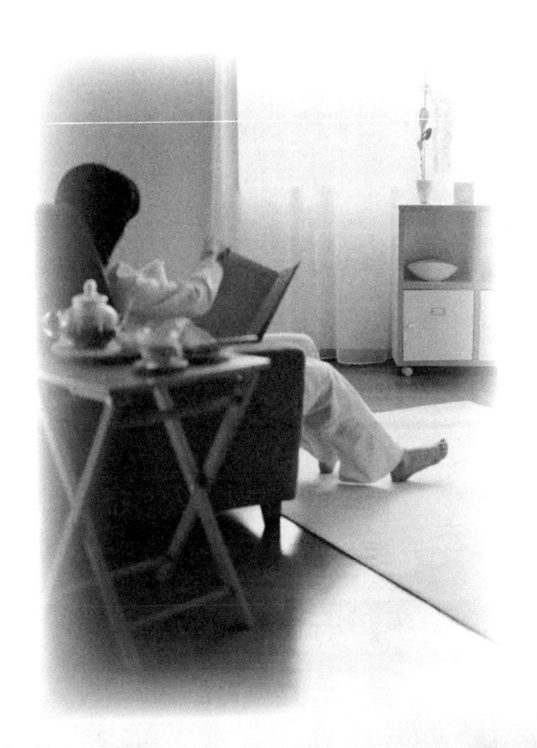

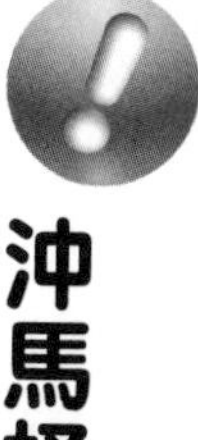

沖馬桶不蓋蓋危害大

我們每天都要跟馬桶打交道，但往往疏忽了馬桶與我們個人健康的關係。養成好習慣，可以避免細菌吸入你體內帶給我們的危害。所以說，千萬不要小看了馬桶，小馬桶裡也有大「學問」。

病毒掃描

大多數的家庭中，浴室兼有如廁、洗漱、淋浴等多項功能，牙刷、漱口杯、毛巾等更是隨處擺放，且與馬桶共處一室。紐約菲力浦·泰爾諾博士的實驗證明，在沖洗馬桶的瞬間，排泄物中的病菌和微生物可以藉由水的渦旋動力迴旋到六公尺以上的空氣中，在空氣中懸浮長達幾小時，進而落在浴室牆壁和毛巾、牙刷、杯子上，帶給洗漱用具非常大的污染。

實驗也發現，我們32％的馬桶上有痢疾桿菌，其中一種名為「宋內」的痢疾桿菌在馬桶座上存活的時間非常長，可以存活十七天；如果將一億個脊髓灰質

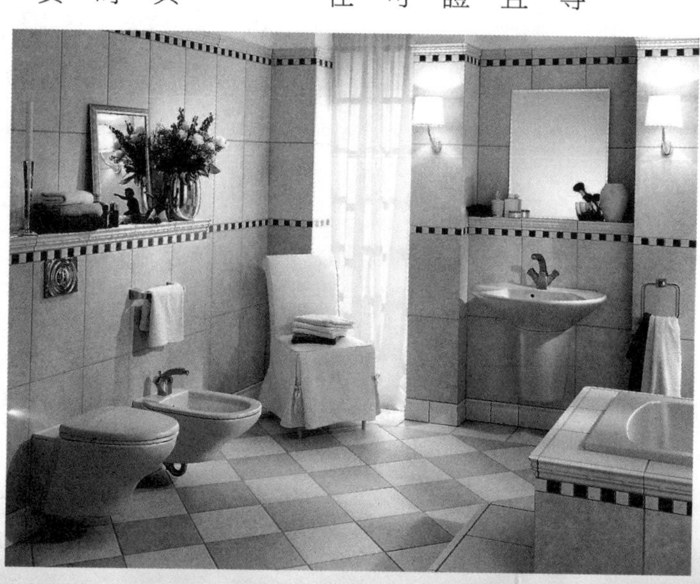

炎病毒投入馬桶內，濺到座圈上的病毒竟有三千個。冬天用的馬桶絨布墊圈，更容易吸附、滯留排泄污染物，傳播疾病的可能性也就更大。

馬桶非常容易沾染尿漬、糞便等污物，容易形成黃斑污漬，也會孳生黴菌和細菌。同時馬桶內緣出水口處、底座外側、洗底座和其他縫隙也都是藏污納垢的大本營。

大多數家庭裡，馬桶邊都會設一個廢紙簍，存放廁紙，這些使用過的廁紙會造成細菌隨空氣散播，存放時間越長，孳生出的細菌就越多。

馬桶刷刷完污垢後，刷子上難免會沾上髒物，沒有去清潔和乾燥它，也會成為污染源。

設置防火牆

為避免懸浮在空中微生物細菌落在浴室裡的牆壁或是洗刷用品上，我們應養成沖水時立即蓋上馬桶蓋的好習慣。

每天和我們皮膚的接觸最「親密」的地方也是污染最嚴重的地方，更是重點進行清潔的地方，每隔一、兩天用稀釋的家用消毒液擦拭。布製的墊圈建議最好不用，冬天裡用的墊圈，要經常清洗消毒。如果可以，換一個具有抗菌功能和防濺設計的馬桶是最好的選擇。

馬桶必須即時清洗，先把馬桶座掀起，用潔廁劑噴淋內部，數分鐘後，馬桶刷徹底刷洗一遍，刷子最好用細頭的，這樣能更好地清潔到馬桶內緣和管道口深處。然後再刷洗底座和其他縫隙。

馬桶水箱中也可以放置一個漸溶式自動潔廁劑，或者掛上壁掛式消毒栓，都能起到每次沖洗達到清潔、除垢、消毒除菌的效果。馬桶邊盡量不設廢紙簍，如果要用，可以選擇帶蓋子的紙簍，且必須要即時處理用過的廁紙。

馬桶刷要注意清潔和乾燥，每次用完後將其沖洗乾淨，瀝乾水，噴灑消毒液，或定期用消毒液浸泡。之後把馬桶刷掛起來，放在透風的地方。

健康升級

(1)選擇環保型節水馬桶，既經濟又環保。

(2)如果經濟條件許可，也可以把浴室分為乾溼兩區；現代大樓管線整體施工，整棟大樓浴廁都設在同一地方。如果將浴廁改為臥房，應避免樓上馬桶、水管一開動影響到生活安寧，造成身心健康的傷害，需要三思而行。

(3)浴室本是潮溼、不潔之所，正對房門會對臥房的空氣品質產生影響，勢必會影響到人的身體健康。所以在家庭裝修時，房門不可正對浴室。

家用清潔劑危害女性健康

儘管現代女性在社會上已經取得了一定的地位，但是「男主外，女主內」的家庭合作方式，依舊被眾多家庭所採用，所以女性在家裡料理家事、相夫教子的時間還是要比男性多。因此，很多家庭主婦要做一些衣物的洗滌、鍋碗的洗刷消毒、室內清掃污垢和驅蟲殺毒等的家事，也就註定了很多女性離不開與各式各樣的家用清潔劑打交道。但是，如果整天過多地跟清潔劑「親密接觸」，會導致女性的肌膚和身心健康遭受這些化學用品的無形侵害。

病毒掃描

日常家用中的清潔劑如洗衣粉、洗滌劑、殺蟲劑、浴廁清潔劑等，含有烴類物質，這種物質可能導致女性卵巢喪失功能，與女性的不孕有密切的關係。而皮膚黏膜經常性吸收到含有的烷基磺酸鹽等化學成分，孕婦則可導致卵細胞變性，卵子死亡；如果是在懷孕早期，清潔劑中的某些化學物質還有導致胎兒畸形的危險。同時，這些化學成分也會影響男性精子的數量和品質，也會對男性的健康帶來影響。

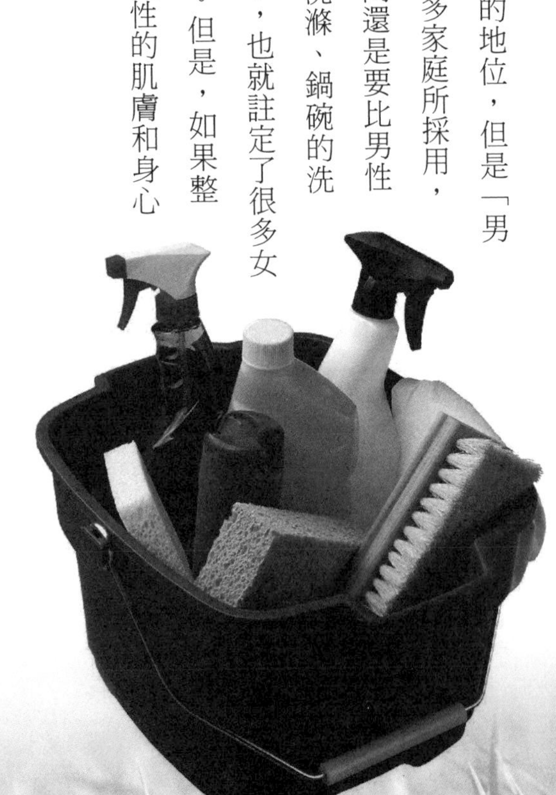

這些家用清洗劑中，大多含有鹼、發泡劑、脂肪酸、蛋白酶等有機物，這些物質接觸到皮膚，不僅能從皮膚組織中吸出水分蛋白凝固，還能使組織蛋白變性並破壞細胞膜，進而能除去皮膚表面的油性保護層，腐蝕到皮膚，更有嚴重者還會導致面部出現蝴蝶斑。

另外，清除跳蚤、白蟻、臭蟲和蟑螂等這些藥劑含有的化學物質，侵入人體後會損害淋巴系統，引起人體抵抗力下降，導致患淋巴癌的風險增大。像一些漂白劑、洗滌劑、清潔劑中所含的螢光劑、增白劑成分，侵入人體後，不容易被分解，蓄積在人體內，能使人體細胞出現變異性傾向，也大大地削減人體免疫力。

不僅如此，這些清潔用品中的化學物質進入血液中，會破壞紅細胞的細胞膜，容易污染人體血液，引起溶血現象。比如「衛生球」的主要成分為煤焦油中分離出來的精萘，這種精萘會造成機體慢性中毒、抑制骨髓造血功能、貧血、肝功能下降等現象；日常所用的空氣清潔劑中含有的人工合成芳香物質，會對人體的神經系統造成慢性毒害，致使人出現頭暈、噁心、嘔吐、食慾減退等症狀；常用的殺蟲劑中含有毒性物質——除蟲菊類物質，它能毒害人的神經，並可能誘發癌症，並且如果將不同類型的清潔劑混合來用，可能會導致更嚴重的後果。

設置防火牆

(1)女性應該加強自我保護的意識，女性處在月經期、妊娠期、哺乳期時，更要盡量避免接觸洗滌劑。

(2)平時在進行清潔環境消毒工作，特別是使用含氯清潔劑或酸性消毒清潔劑時，應打開窗戶通風，戴上橡膠手套來操作，且不要混合著使用。如果皮膚沾染之後須立即用清水沖洗。若發生過敏、中毒反應，輕者即時轉移至空氣新鮮處，病情嚴重者當送醫院救治。

(3)在洗滌衣物時，應控制和減少洗滌劑的使用量，以避免化學洗滌劑殘留所導致的皮膚瘙癢、紅腫等不適症狀。

(4)如果是頻繁地接觸消毒殺菌皂、除菌洗滌劑、高效洗衣粉。最好除了配戴橡膠手套外，還要使用護手潤膚品。

(5)在做完家事後，不妨用醋水來泡泡手，能達到有效護膚的目的。方法很簡單：將一茶匙食醋混入半臉盆溫水中，然後將其攪拌均勻，將雙手浸入其中，交替進行按摩，最後，擦乾手後，一定要記得抹上護手霜。同樣，如果用檸檬水泡手也同樣有效果。

健康升級

愛美的女性朋友們與其花許多錢投入到健身房或美容院中去減肥，還不如平時多做做家事，既能清潔環境，還能省錢，並且也能達到很好的減肥效果。

不同的家事所消耗的體內熱量也是不同的，我們在此計算一下：在家照顧嬰幼兒，每分鐘可以消耗四卡路里的熱量；與孩子嬉戲玩耍，可消耗六卡路里的熱量；做飯、洗刷，每分鐘可消耗三卡路里的熱量；上下洗擦窗戶，每分鐘能消耗五卡路里的熱量；整理房間、搬動家具，每分鐘可以消耗八卡路里的熱量；上街購物，每分鐘可消耗四卡路里的熱量；來回擦洗地板，每分鐘可消耗五卡路里的熱量。

相反地，如果不做家事，而整天蹲在電視前看電視，平均每分鐘可消耗一卡路里的熱量，躺在床上睡覺的話，一分鐘可以消耗一卡路里的熱量；一分鐘站立不動的話，可消耗一卡路里的熱量……

如果想減少一公斤的體重，每週必須減少七千卡路里熱量。因此，如果女性朋友能辛勤做些家事的話，至少可消耗體內百分之四十的熱量，非常有助於減肥。

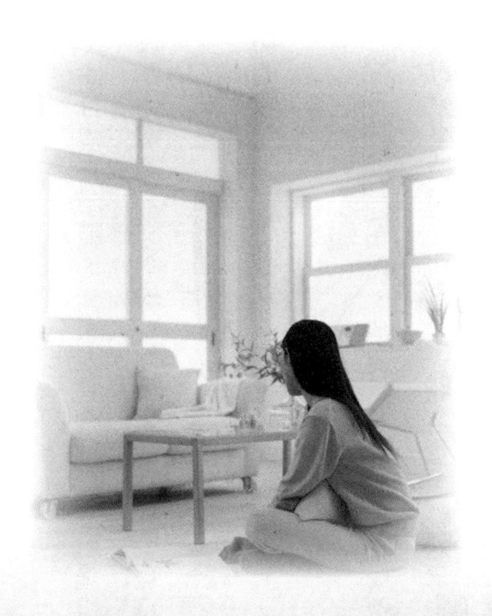

室內裝修小心甲醛超標

陳女士今年好事連連，不僅搬進漂亮的新房子裡，而且還升了職，一家人其樂融融。可是沒過多久，陳女士三歲的女兒開始患病，經常發燒、發熱，還容易受感染。到後來，女兒的免疫力逐漸下降，身體的抵抗力也變弱了，原來胖胖可愛的女兒，在搬進新家以後的半年裡，臉色變得蒼白，渾身沒有力氣，人也瘦了一圈。愛女心切的陳女士，帶著女兒去了多家醫院檢查，女兒竟然被查出患有白血病。

陳女士得知原本活潑可愛的女兒竟然患上此病，心如刀絞。有一天，她突然看到一篇關於甲醛超標對兒童房產生危害的文章，靈機一動，趕緊找專家來檢測她新家的甲醛含量，經過專家進行現場採樣和實驗室分析，陳女士家在裝修半年以後，室內的甲醛依舊超標，竟然超過了國家標準的八倍多！

病毒掃描

甲醛是一種無色刺激性氣體，經呼吸道吸入，易溶於水，其水溶液就是「福馬林」。甲醛具有揮發性慢、較高的毒性等特點，世界衛生組織確定為致癌和致畸形物質。一般情況下，甲醛廣泛應用在裝修塗料和家具用黏合劑方面，因此很容易導致室內環境污染，被認為是導致城市白血病患兒增多的主要原因。

由於兒童正處於生長發育期，不穩定的造血功能，使得造血儲備能力差，造血器官易受感染，容易發生營養缺乏情況，要是長期生活在甲醛超標的房間裡，極容易誘發兒童白血病。

不僅如此，甲醛對成年人的危害也極大，如果長期接觸低劑量甲醛，就可以引起慢性呼吸道疾病。對女性，會引起月經紊亂、妊娠綜合症等；新生兒則會體質羸弱、染色體異常，甚至還會引起鼻咽癌。

人體接觸高濃度的甲醛，則會對免疫系統、神經系統以及肝臟等產生毒害，導致出現流淚、流鼻涕等症狀，進而能引發結膜炎、咽喉炎、支氣管炎和變態反應性疾病。專家調查發現，長時間接觸高濃度甲醛的人，還容易引起口腔、鼻腔、鼻咽、咽喉、皮膚以及消化道的癌症。

設置防火牆

一般情況下，室內裝飾用的細木工板、刨花板、膠合板、中密度纖維板等人造板材，以及用於家具製作、塑膠與木製品的膠黏劑，是構成室內空氣中甲醛的主體。另外，裝修過程中使用的各類裝飾材料，比如貼牆紙、泡沫塑料、化纖地毯、油漆和塗料等，也含有一部分甲醛。

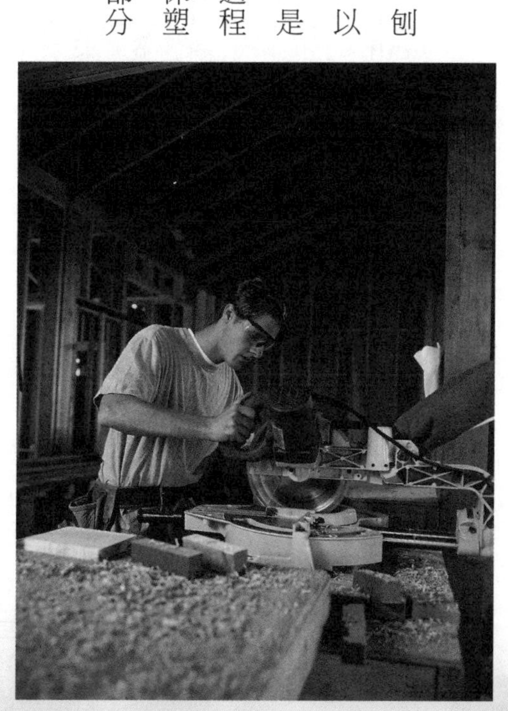

知道了以上知識，就要求我們在選購以上材料來裝修的時候，應到正規的生產廠商或信譽較好的建材行去購買，並且要仔細查看材料上是否標明廠名、廠址、產品執行標準號、產品的等級以及甲醛釋放量等。購買以上材料時，還要盡量選擇刺激性氣味小的產品。如果新購材料在二十四小時後，異味仍未消散，就要考慮材料中甲醛釋放量是否超標，如有必要，可以請檢驗單位檢測。

另外，在裝修過程中，不妨在室內養一些去甲醛的植物，如蘆薈、龍舌蘭、菊花、綠蘿、秋海棠、鴨蹠草等，都有非常良好的淨化空氣作用。

健康升級

不管是家庭還是幼稚園，在進行兒童房裝飾、裝修時要特別注意：

(1)保證兒童房的裝修科學、裝修的環保、無污染等，盡量做到不做架高地板、不鋪地毯、不做假天花板、盡量少用有顏色的油漆和塗料。

(2)要依照國家標準選擇兒童房的家具，禁止使用劣質家具。

(3)平時要注意兒童房的通風，開窗換氣是最有效降低室內空氣污染的方法。

(4)防止兒童房間的窗簾、新買的衣物、布藝家具、布製玩具等受甲醛污染。

(5)要做好室內環境污染的預防和治理，在新裝修的兒童房進行環境淨化處理時，既要聽取專家的意見，還要選擇合格的淨化處理產品，防止造成二次污染。

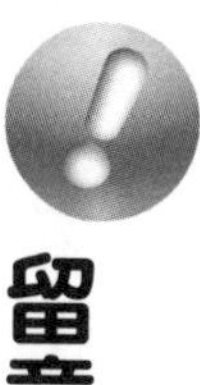

留意室內「芳香殺手」

梁先生剛買了新房子，就找了兩個油漆工去新房裝修。梁先生下班後，去新家查看一下工人的裝修情況，推門後發現兩個油漆工已昏死在屋內。梁先生連忙撥打119，將兩人送入醫院。經過緊急搶救，其中一名油漆工沒有救活。

活下來的油漆工對醫生說，當時他們為家具上漆，由於是冬天，屋裡還沒安裝暖氣太冷，就沒有開窗。中午他出去買飯回來一起吃的，下午兩個人工作時，另外那個說不舒服，他就讓他到另外一個屋子睡一會兒，後來的事情他就不知道了，醒來時已經躺在醫院裡了。

病毒掃描

導致油漆工中毒的，正是他們裝修時所用油漆稀料揮發出的苯。一般情況下，苯主要來自於裝修用的塗料及各種有機溶劑中。因為苯本身是無色液體，但具有一種特殊芳香氣味，所以被專家們稱為「芳香殺手」。

世界衛生組織早就將苯化合物確定為致癌物質，如果在人在短時間內吸入高濃度的甲苯、二甲苯等苯化合物，就會導致出現中樞神經系統麻醉的症狀，輕者會出現頭暈、頭痛、胸悶、噁心，以及渾身乏力、意識模糊等症狀，嚴重者則會出現昏迷以致呼吸衰竭而死亡。

另外，經常接觸苯，會對皮膚、眼睛和上呼吸道產生刺激作用，導致皮膚出現脫脂而變乾燥、脫屑，以及出現過敏性溼疹等。長期接觸苯化合物的工人中，再生障礙性貧血罹患率較高，初期可能只有出血症以及神經衰弱、頭昏、失眠、乏力、記憶力減退、思維及判斷能力降低等症狀，嚴重者則可引發再生障礙性貧血，甚至還會引發白血病。

此外，甲苯、二甲苯對男女性功能也有一定影響，女性尤其更為敏感，作用於育齡婦女會出現月經過多或紊亂，以及功能性子宮出血等，孕婦則會導致妊娠高血壓綜合症、妊娠嘔吐及妊娠貧血等妊娠併發症的發病率增高。更可怕的是，如果孕婦在整個妊娠期間吸入大量甲苯，可導致胎兒的先天性缺陷，表現為小頭畸形、中樞神經系統功能障礙及生長發育遲緩等症狀。

設置防火牆

⑴選用正規廠商生產的油漆、膠和塗料，規範施工。最好能選擇帶有綠色環保標誌、採用無油漆工藝裝飾公司來裝修室內，在簽訂裝修合約時註明室內環境要求。

⑵清除室內有害氣體行之有效的辦法，就是打開窗戶通風，有利於室內有害氣體散發和排出。

⑶裝修後的居室不要立刻遷入，保持良好的通風環境，待苯及有機化合物釋放一段時間後再居住。

健康升級

要想有效預防室內裝修時空氣污染對人體健康造成的危害，就要從以下幾個方面著手：

(1)採用符合國家標準的、污染少的裝修材料，一般情況下，這種裝修材料中的甲醛、苯等含量符合規格，基本上對人體沒有傷害。

(2)家庭居家裝修應以實用、簡約為主，裝修越簡單，對人體的傷害也就越小。過度裝修不僅會增加消費成本，並且對人體產生傷害的機率也有所增加。

(3)在我們的家庭居室裡，可以多種養一些綠色植物。不但能點綴居室，還能起到淨化室內空氣的作用。比如，苯和有機物能讓長青藤、鐵樹吸收；甲醛的吸收可以靠吊蘭、蘆薈等植物。

(4)室內裝修過程中，多通風換氣，是一種最簡單、最快捷的居家污染防治方法。經常通風換氣不但能使有毒、有害氣體濃度降低，還能改善室內空氣品質。並且，通風換氣的頻率越高，降低室內產生的污染物的效果就越好。

使用殺蟲劑殺蟲也殺人

夏天一到，蚊、蠅、蟑螂等害蟲就頻繁出來活動，擾亂了人們正常的生活起居，於是，各式各樣的殺蟲劑就成了解決這些「問題」蟲類的法寶。

至今提起來還後悔不已的王先生，也正是如此，才做了讓自己遺憾終生的事情。某個夏天的傍晚，王先生將太太和五個月的寶寶從岳母家接回家後，發現家中蚊蟲較多，王先生怕這些蚊子叮咬寶寶，就從超市買了一瓶噴霧殺蟲劑，在房間裡噴射了一番後，將蚊子殺了個乾淨。

可是，半夜裡太太突然尖叫起來，原來她半夜起床看到寶寶全身青紫、口唇發白、呼吸困難。嚇得王先生連忙將寶寶送去醫院搶救，醫生診斷寶寶為有機磷中毒，導致寶寶腦癱。

病毒掃描

我們普遍使用的噴霧殺蟲劑中，其殺蟲有效成分是菊酯類的溴氰菊酯，儘管全世界公認有相對安全保障，但長期即使低量接觸，也會引起神經麻痺、感覺神經異常及頭暈頭痛等神經症狀。由於在使用殺蟲劑的時候，要緊閉門窗，才能起到殺蟲的效果，因此會導致藥物殘留室內的情況嚴重。殺蟲劑的有機溶劑噴霧，容易被我們吸入到體內，如果人體大量將這種噴霧長時間吸入，就會對人的肝臟、腎臟、神經系統、造血系統等形成損傷。尤其是正處於生長發育時期，對有害物質的抵抗能力十分低下的兒童，其反應更是明顯，後果也更嚴重。

設置防火牆

(1)迄今為止，世界上還沒有對人畜無害的殺蟲劑，所以應盡量能不用就不用。蚊蟲較多的居室，要使用蚊帳，而不要依賴於每天大量使用殺蟲用品來殺蚊。即使要用，也請選擇含量相比對較安全的殺蟲劑，尤其不要使用明令禁止的DDV、DDT、滅蚊靈、毒殺芬等劇毒殺蟲劑。

(2)在噴灑完殺蟲劑後，人應立刻離開該處，房間密閉半小時至一小時再打開窗，讓室內空氣流通，自然散發藥物，減少中毒的機會。

(3)噴霧劑不宜經常過量使用，一般每週使用一次即可。不要混合使用多種噴霧殺蟲劑，也不要將殺蟲劑與空氣清新劑混用，以免毒物相互作用後使毒性增強，對人體造成更大的危害。

(4)殺蟲時不要對著人體、食物直接噴射，以免皮膚、眼睛的直接吸收導致中毒。更不要讓大腦發育還未完善的嬰幼兒和兒童接

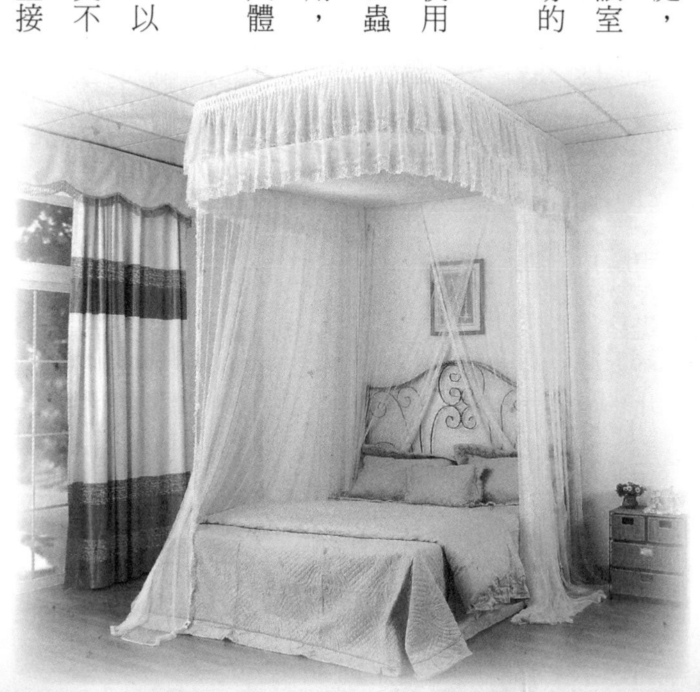

觸殺蟲劑，以免對孩子的大腦發育造成不良影響。

(5)在廚房裡使用殺蟲劑時，切勿污染食品和廚具，不要與食品同置一處或用食品容器盛裝殺蟲劑，以免誤用中毒。

健康升級

炎熱夏天，家家都會準備一些花露水來使用，因為花露水有去污、殺菌、防痱、止癢等作用。但如果使用不當，也會危害身體健康。

由於我們居家裡會有席蟎、粉蟎、塵蟎等蟎蟲，牠們體積小，我們的肉眼難以看見。牠們叮咬皮膚後，會分泌神經毒素、溶血毒素，導致皮膚出現炎症反應，甚至出現水腫性紅斑、風團、水皰等，常常會讓人感覺瘙癢難耐。如果此時塗抹一些花露水來殺菌止癢，花露水中含有的伊默寧成分，會使某些患有皮炎的患者出現過敏反應，加重皮炎症狀。因此，在使用花露水的時候，要注意使用技巧：患皮炎的患者使用花露水的時候，可在電蚊香片上滴四、五滴花露水，起到既能驅蚊又可避免皮膚過敏的效果；塗抹花露水要適量，防止有些人身體發癢、冒冷汗等不良反應；給兒童洗澡用的花露水，應先稀釋四、五倍，且要避免與孩子的眼睛直接接觸；由於花露水具有可燃性，所以，塗抹完花露水後不要立即使用火或靠近火源。

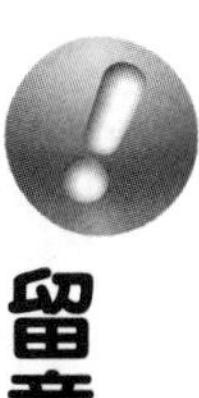

留意室內芳香劑的污染毒殺

空氣清新劑、除臭劑、芳香劑，是我們日常生活中經常使用的產品，大家都習慣買些來噴灑到衣櫃裡、浴室裡、廚房裡，藉以消除室內異味，為家庭清新空氣、芬芳生活做一些幫助。殊不知，這些為家庭增添芬芳的舉動，不僅無法清新空氣，往往還加劇了室內空氣的污染，甚至可能隱藏著健康危機。

病毒掃描

對於空氣清新劑或芳香劑的使用，很多人都存在了一個錯覺，以為用了這些東西，就可以將家裡的污濁空氣給替換掉，換成乾淨清香的空氣。實際上並非如此，我們日常使用的空氣清新劑大多是化學合成製劑，本身並不能起到淨化空氣的作用，只不過是透過散發香氣來混淆人的嗅覺，以達到「淡化」異味的作用。另外，人們經常使用的能「清新空氣」的除臭劑，其實就是在發出惡臭的物質中加入少量藥劑，經由化學反應達到除臭的目的，或者是使用強烈的芳香物質從感覺上隱蔽臭氣的方法。

市面上，有固體、液體和氣體三種類型的空氣清新劑。其中，氣體空氣清新劑含有的空氣負離子和臭氧，本身就是空氣污染物；液體空氣清新劑是香料與酒精等有機溶劑混合製成，在噴灑時形成的大量氣溶膠又會污染空氣；而像衛生香或薰香之類的固體空氣清新劑，點燃後所產生的煙霧微粒也會造成二次污染；還有些清新劑含有甲醇等雜質成分，這些物質散發到空中被人體吸收後，容易導致呼吸系統和神經系統中毒，產生一些急性不良反應，如頭痛、頭暈、喉頭發癢、眼睛刺痛等症狀。如果不幸被兒童吸收，更會損害兒童的呼吸道黏膜，對兒童的身體產生極大危害。

設置防火牆

常開窗通風，是保持家裡清新空氣最好辦法。如果必須使用空氣清新劑，則要禁止嬰幼兒、氣喘人、過敏體質者在家時使用。同時，廁所裡除臭使用的空氣清新劑，不宜多噴，也不要過分依賴。其實有很多天然的「空氣清新劑」，既經濟又健康：

(1)橘子：清新的芳香味，柔和的色彩，能刺激神經系統的興奮、化溼、醒脾、開竅，還能清除污濁的空氣，美化居室的環境。

(2)具有芳香味的藥材如陳皮、薄荷等，也可以當作天然的香味劑。此外，槐花、新茶也是清新空氣的「靈丹妙藥」。

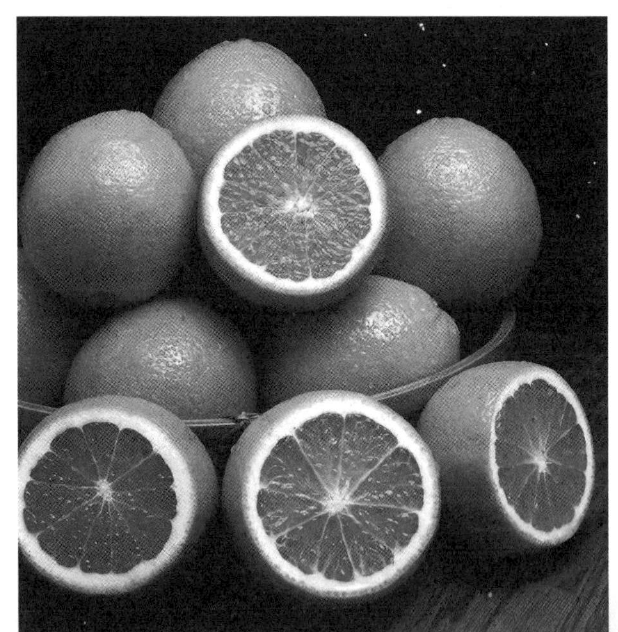

健康升級

我們生活中用到的清涼油，又被稱為「萬金油」，不僅可以用於感冒頭痛、中暑、暈車、蚊蟲叮咬等，還可以用來淨化空氣、香化居室。因為清涼油中含有薄荷腦、薄荷油、樟腦油、桉葉油、丁香油、桂皮油等這些天然精油成分，氣味芳香，容易揮發。

使用時，把清涼油的蓋子打開放在浴室合適的位置，讓清涼油含有的荷油、樟腦油、桉葉油、丁香油、桂皮油等特殊香味逸出，與浴室裡的地漏及馬桶散發出的，含有硫化氫、氨氣、甲硫醇、吲哚、甲烷、乙烷等臭味發生化學反應，相互抵消，起到清除異味的作用，時間一長，香味成分揮發盡的軟膏頂層，可以用刀削掉，暴露出來的下面成分又可以起作用了。

值得注意的是，如果家中有孕婦，尤其是前三個月的孕婦，要慎用清涼油，不要經常塗抹它。清涼油中含有的樟腦、薄荷、桉葉油成分能被皮膚吸收，可透過胎盤影響胎兒生長發育。尤其是樟腦成分，可引起胎兒畸形、死胎或流產。

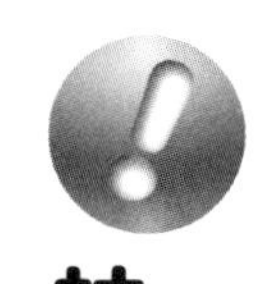

蚊香殺蚊要注意通風防「毒」

住在城郊的楊大媽最近很懊惱，因為不知道怎麼回事，全家人的身體這幾天竟然都有些不舒服，頭暈而且還噁心嘔吐。大家在白天什麼感覺都沒有，可是一到了晚上就會出現症狀，去幾個醫院做了檢查，竟然什麼都沒檢查出來。

後來，在一個醫生的詳細追問下，才知道楊大媽家蚊子特別多，一家人每天晚上就用蚊香來驅蚊。而且由於住在河邊，所以蚊子特別多、特別嚴重，楊大媽一家人都是緊閉門戶，然後點上蚊香，才能睡得香甜。醫生這下就明白了，楊大媽一家人是被蚊香薰的，只要以後不點蚊香，症狀就會消失了。

病毒掃描

蚊香為了達到滅蟲效果，會使用除蟲菊脂，除蟲菊脂是從一種丙菊酯的殺蟲劑提取而來。在蚊香可以

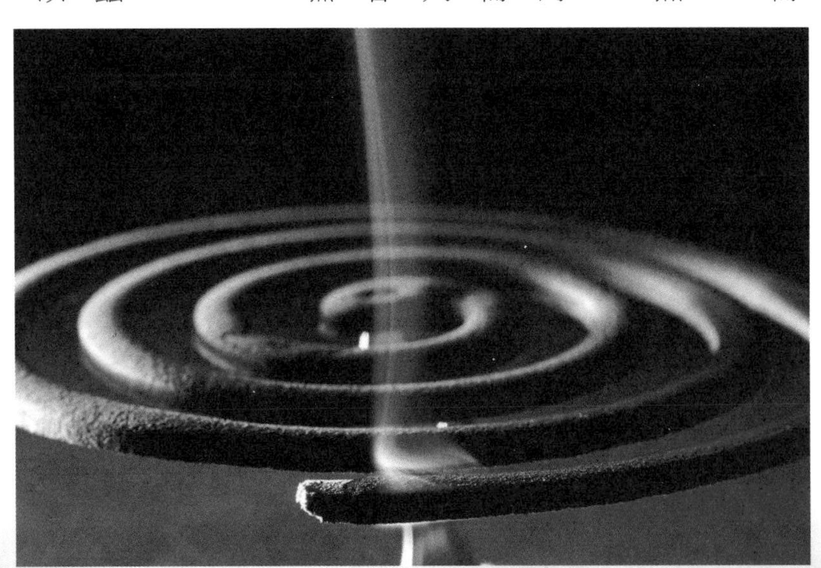

充分無焰悶燒的物質中，還包括有機填料、黏合劑、染料以及一些其他添加劑，這些物質燃燒時發出來的煙中，含有超細微粒、多環芳香烴、羰基化合物和苯四類對人體有害的物質，如果室內不能即時通風，導致人體大量吸收後，短期內就可能引發呼吸困難、頭痛、氣喘等症狀，如果長期吸入的話，則有引發癌症的可能。

一旦不慎購買了劣質蚊香，其危害更大。有些不法廠商在蚊香生產過程中偷工減料，為了達到很好的殺蟲效果，甚至還添加了一些六六六藥粉、農藥等有毒物質，這種情況下，難免不會造成「蟲未死人先倒」的現象。

設置防火牆

(1)盡量節制使用蚊香，能不使用的話就盡量不要使用。特別是有嬰幼兒的家庭，要嚴禁使用蚊香等殺蟲劑來殺毒，由於嬰幼兒大腦尚未發育完善，蚊香產生的毒害，對嬰幼兒的危害十分巨大，不妨裝紗門、紗窗防蚊。

(2)使用蚊香的家庭要注意，在蚊香點燃後，應該立即離開一、兩個小時，然後回來立即將門和窗戶打開，充分通氣之後才可進屋入睡。

(3)購買蚊香時，盡量購買使用除蟲菊製作的蚊香，如果沒有的話，也可購買胺菊酯或溴氰酯等低毒級擬除蟲菊酯製作的蚊香，對於使用有機氯、有機磷類殺蟲劑製作的蚊香則不宜購買。

(4)可以使用「電蚊拍」等安全無毒副作用的滅蚊產品。如果要選用蚊香、殺蟲劑、驅避劑等，則應盡量到正規的超市去購買，不要貪圖便宜去購買未標明殺蟲有效成分的蚊香及滅蚊片，把危害降到最低。

健康升級

在夏季用蚊香驅蚊時，最好採用以下幾種安全天然的方法來達到驅蚊的目的：

首先，蚊帳既能避蚊又防風，還可吸附飄落的塵埃、過濾空氣，尤其適合兒童；而紗窗起到一個流通的作用，不僅可以讓新鮮空氣進入室內，同時還可以讓有害的煙霧流到室外去。因此最好用蚊帳或紗窗。

其次，在室內無人時用蚊香、殺蟲劑等驅蚊滅蚊，可以防止中毒。房間內蚊子會因不堪忍受幾盒揭蓋的清涼油和綠油精，或盛開的夜來香、茉莉花、米蘭、薄荷或玫瑰等的氣味而躲避。所以房間內最好放置上幾盆。

另外，大蒜、口服維生素B，透過人體生理代謝後，會產生一種蚊子不敢接近的氣味。所以多吃點大蒜、口服維生素B是有好處的。

蚊子孳生和繁殖的地方，一般來說是靜水和阻塞的水槽，蚊蟲會在靜水中產卵並會很快孵化成幼蟲。因此，清除打掃好房前、屋後及室內積水，可有效防止蚊蟲的孳生和繁殖。

Part 2

寵物可愛但須防病毒

養狗慎防「狂犬病」

人們對狗的喜愛程度，看看我們的周圍就知道，桌曆、郵票，還有狗玩具、狗禮品、狗工藝品等，可謂應有盡有，並且對狗的稱讚也充滿了溢美之詞，忠誠、可愛、通人性等都是來形容狗的。

在這一片愛狗聲中，我們也要看到全世界每年因狂犬病導致的死亡人數達五萬多，狂犬病已成為一種嚴重危害人體健康的疾病之一。因此，我們不得不提防狗帶給我們的危害——狂犬病。

病毒掃描

狂犬病又稱為「瘋狗病」，是由狂犬病病毒引起的以侵犯中樞神經系統為主的人畜共通傳染病，也是一種病死率最高的急性傳染病，其死亡率高達百分之百。由被患狂犬病的動物咬傷、抓傷或從黏膜感染引起，在特定條件下同樣也可透過呼吸道氣溶膠傳染。

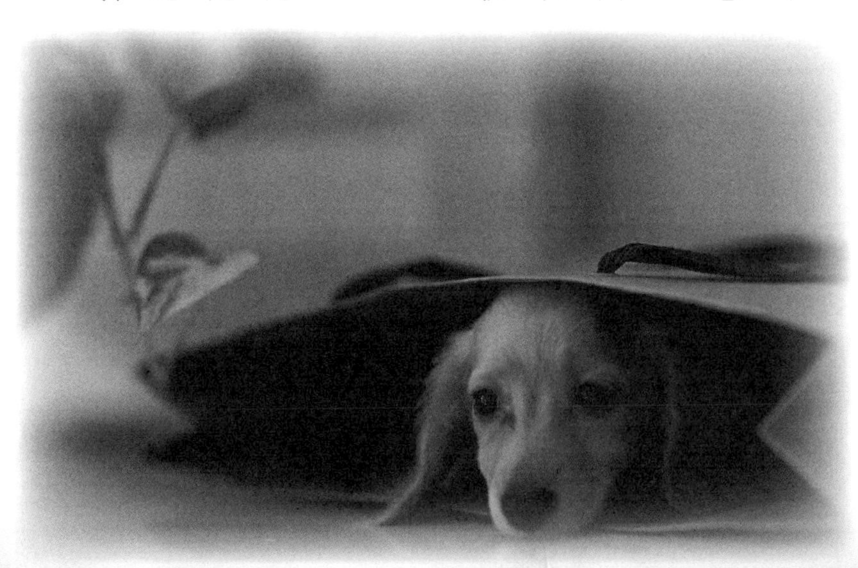

其唾液內含狂犬病毒，一旦被咬傷、抓傷，甚至是舌頭舔到傷口，這狂犬病毒就會從局部神經末梢進入體內，沿著神經幹上行到大腦等中樞組織，進而引起急性瀰漫性腦脊髓炎。導致病人出現懼水、怕風、興奮、咽肌痙攣、流涎、進行性癱瘓等症狀，進而因呼吸、循環衰竭而導致死亡。

設置防火牆

人一旦被狗咬傷或抓傷，一定要盡快去正確清洗傷口和應用狂犬病免疫製劑，防止發病：

⑴用3～5％肥皂水或0.1％新潔爾液沖洗，但要注意這二者不可合用的，徹底沖洗傷口要至少半小時以上，邊沖洗邊輕輕擠出血液，然後用大量清水反覆沖洗，直至沖洗乾淨。如果傷口較深，則要掰開傷口進行沖洗，或用注射器插入傷口進行灌洗。

⑵用70％酒精、2～5％碘酒為傷口局部消毒。為了方便排血引流，傷口一般最好不要縫合包紮。沖洗消毒的目的是清除、殺滅病毒，防止其增殖和穿入周圍神經。

⑶沖洗之後，要用乾淨的紗布把傷口蓋上，速去醫院診治或者是當地的疾病預防控制中心，全程接種狂犬病疫苗，越早越好。切記，接種期間應戒酒，多休息。

健康升級

如果家庭中很想養一隻小狗做為寵物，需要注意以下事項：

(1)把好「入門」關。要買有健康證明書的狗，不可買那些來歷不明的狗，尤其不要隨隨便便地把流浪在外邊的狗抱回家養。

(2)要即時、定期給家中小狗打預防針，即時帶患病的狗去獸醫院診治。

(3)要定期給狗窩整理、打掃清潔，狗窩必須要保持乾燥通風，要即時殺滅狗身上的蝨子、跳蚤。

(4)喜歡狗，但也不要寵愛地用鼻子或是嘴巴去親吻牠，禁止與狗同桌進食，共用餐具。與狗長時間接觸後，一定要即時洗手。

(5)春暖花開的季節，也是狗進入發情期的季節，這個期間狗的脾氣會更焦急和暴躁，情緒變得相對大一些，尤其是母狗。這個時候要格外注意，謹防被狗咬傷或抓傷。

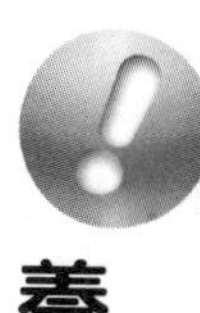

養貓當心弓形蟲

溫順乖巧的寵物貓人見人愛，不但為生活增添樂趣，同時也是一種情感的寄託。許多家庭更是把貓當成「朋友」甚至是「家庭成員」，因此，玩貓、逗貓已經成為生活中很多人不可缺少的一個環節。

但是，寵物貓給人們帶來歡樂時，也帶來了危害，其危害就是得弓形體病。

病毒掃描

弓形蟲，是被貓咬傷中分離出的最常見的感染源，是一種人、畜共通的寄生蟲性傳染病，具有較高的疾病傳播機率。孕婦在孕妊娠期的前三個月感染弓形蟲，則會導致流產和死胎；如果是在妊娠中期和晚期的感染，胎兒可在出生時及生後數週出現腦部和眼部受損，腦部損害可表現為頭部畸形、腦積水、腦鈣化、腦膜炎、驚厥、精神障礙以及顱神經麻痺等；眼部症狀則表現為脈絡膜視網膜炎，還有眼肌麻痺、虹膜睫狀體炎、白內障、視神經炎等症狀。更嚴重的話，還能導致新生兒的死亡。

即便新生兒能存活下來，也常會伴有智力低下、驚厥、斜視、失明等後遺症。除此之外，可能還有發熱、噁心嘔吐、黃疸、肝脾腫大、淋巴結腫大等一系列的症狀。

設置防火牆

弓形蟲對胎兒的危害性是巨大的，而且藥物治療的效果並不很確切。所以預防弓形蟲病就顯得尤為重要。

(1)育齡婦女應認識到弓形蟲病的危害，避免與患病的人或動物接觸，以減少患病的機率。

(2)孕前應做弓形蟲特異性抗體IgG、IgM的檢測，避免感染期妊娠。如果孕婦尤其是早期孕婦，則應及早做治療性人工流產。

(3)孕婦要禁止吃生肉、奶、蛋，避免接觸貓狗等患病的動物。

健康升級

其實，不管從孩子的角度還是從母親的角度來看，寵物在穩定情緒和治療心靈創傷方面，都起到很大的作用。因此，如果孕婦不想拋棄寵物，也有很多方法可以留下寵物：

(1)在懷孕期間及嬰兒還太小時，要絕對的將寵物限制在一個房間活動，更不要讓牠上床一起睡覺。

(2)可以讓家中其他成員來代理清理寵物糞便的工作，且事後一定要用肥皂洗手，如孕婦要做這些事情，那一定要戴好手套，事後也要用肥皂洗手。

(3)保持家庭中的環境衛生，乾淨整潔。

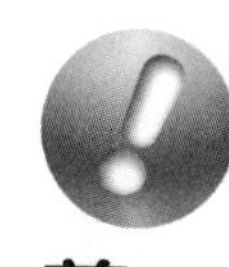

養鳥留意「鸚鵡熱」

退休在家的教師蘭大姐，平時沒有什麼興趣與愛好。待在家裡苦悶無聊時，兒女送她一隻鸚鵡增加她的生活樂趣。四年來，蘭大姐跟這隻鸚鵡同住一室，形影不離。她不僅細心照顧鸚鵡的食宿，還教牠學禮貌用語……

但近日，蘭大姐突然感到渾身不適，打冷顫、發燒並伴隨噁心，而且身上還冒出了許多紅斑，急忙跑到醫院去就診，醫生告知她患了「鸚鵡熱」疾病，住院治療了三個多月，並遵照醫生的要求，將鸚鵡轉送他人了。

病毒掃描

鸚鵡熱又稱飼鳥病，是人與鳥類或家禽頻繁接觸所致，為一種由於鸚鵡熱披衣菌而引起的急性傳染病，也是鳥類和家禽的常見病。一般情況下，人們患上這種疾

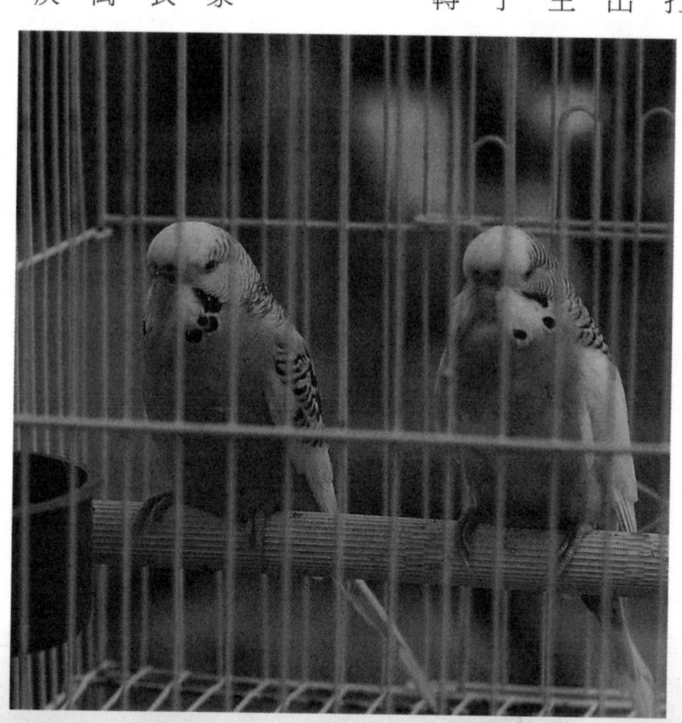

病的原因是由於吸入了染病鳥類糞便中的塵埃，或者是其羽毛，以及被染病鳥類咬傷所導致。患上「鸚鵡熱」後，其起初的表現為：發燒高達39℃～40℃，出現劇烈頭痛、嘔吐、咳嗽略帶血痰以及關節痠痛等不適的症狀，並且隨著食慾的減退，嚴重者還會出現呼吸困難、昏迷等症狀。一般「鸚鵡熱」的潛伏期為六至十九天。

除了鸚鵡外，許多其他鳥類，如海鷗、鴿、火雞、鴨等也會傳播「鸚鵡熱」披衣菌。

設置防火牆

(1)要到正規的花鳥市場選購健康的小鳥。鳥兒的體格是否良好，叫聲是否嘹亮，鳥嘴、鳥爪和羽毛的光澤是否美麗，是判斷分辨小鳥健康的一個重要標準。

(2)將鳥籠懸掛在室外通風良好的地方，每天在對鳥籠進行清理時要戴好手套，還應定期進行消毒。

(3)每次逗鳥的時間不宜太長，以十五至三十分鐘為宜。患病期間的病人暫時不宜去餵鳥和逗鳥。患有氣喘、血液病、結核病、皮膚過敏等疾病的人，家中嚴禁養鳥。

(4)如果家庭成員中出現不明原因的咳嗽、胸悶、氣喘、皮膚搔癢等症狀，到醫院看病時要提前告訴醫生家中養了鳥，以供醫生在分析病情時參考。

健康升級

有許多的愛鳥人都有一個相同的疑問：我的鳥可以活多久？該如何好好的照顧牠們？其實影響鳥類健康的原因有很多，食物、環境、運動，以及和飼主之間的關係，是其中比較重要的因素。

(1)**食物**：鳥類要不斷地進食來維持體力，所以品質好的食物對鳥類來說是非常重要的。鳥兒不但需要混合的種子、穀物，新鮮的水果、蔬菜、綠色植物等食物，有些鳥還需要陶土、細沙、牡蠣殼之類的添加物或營養劑。盡量不要給鳥餵食一些含鹽、高卡路里而缺乏營養的食物。

(2)**生活環境**：高品質的生活環境可以使得鳥身心健康，比野外活的更久。這就需要給鳥兒新鮮的空氣、充足的運動、定期的洗浴、乾淨衛生的環境以及充足的嬉戲時間等。

(3)多加照顧：一些慢性病也可能會在年事漸長的鳥類身上出現，如心臟病、肝硬化、關節炎等。所以要多加注意牠們的身體狀況，看看反應是否變遲鈍，要多些耐心去照顧牠們。

家庭養魚，別擺在臥室裡

很多人喜歡在居室裡養魚，並且喜歡用一個大大的水族箱來盛放各式各樣的魚。工作之餘看到活躍的魚兒在水中游來游去，不僅能陶冶怡情，而且還能藉由水族箱蒸發的水氣來調節室內空氣的乾溼度，正所謂一舉兩得。養魚固然可以，但也不是那麼簡單的事情，如何選擇魚缸的擺放，不但決定著魚生活得好不好，還會對居室環境污染產生一定的影響。

病毒掃描

很多人喜歡將養魚用的水族箱放入臥室內，用來裝飾室內環境。但是也由於水族箱比一般魚缸的體積都要大，散發出的水氣也就很多，進而導致臥室內的溼度增大，很容易孳生黴菌，進而污染臥室環境。另外，如果不能即時清理魚的排泄物，魚缸這個天然「加溼器」就會成為疾病的溫床，並且水族箱的過濾設備只能過濾魚糞、食物殘渣等，不能過濾魚尿，魚尿裡含有氨氮成分，氨氮成分也會對人體健康有不利影響。另外，水族箱擺放在臥室裡，水族箱的氣泵會產生比較大的噪音，影響到睡眠。

由此看來，在臥室裡擺放一個水族箱，就等於在臥室裡放入了一個病毒炸彈，更由於人們每天在臥室裡停留的時間最長，因此對人體傷害也就極大。

設置防火牆

(1)養魚時，最好把魚缸放在空氣流通好，便於換水的客廳或書房裡。
(2)擺放魚缸位置要安置穩固，盡量遠離過道。
(3)如果家裡的經濟條件允許，最好用木盆、瓦盆，或水泥池來養魚，對魚對人的健康來說都是很好的選擇，不要用魚缸或水族箱養魚。

健康升級

俗話說「魚離不開水」，想養好金魚，對養魚水要有一個初步的認識：

(1)生水是指自來水或井水，剛放出而未經晾晒處理過的。其水溫常與養魚池（缸）中的水溫相差較大，這種水裡面含的氯氣較多，對金魚危害極大。
(2)新水就是晾晒靜置沉澱兩、三天左右的自來水或井水、泉水，且與魚池（缸）水溫相等或相似的乾淨水。
(3)陳水就是含有糞便、污物的魚池（缸）中底部髒水，其中包括池（缸）中長期未換的飼水。
(4)老水就是魚池（缸）裡清潔而呈嫩綠色、綠色、老綠色或綠褐色的水。嫩綠色水為最佳。綠藻在老水中浮游的較多，是金魚很好的輔助飼料。而且這種水腐敗分解的有機質少，溶氧較多，養出來的魚食慾最為旺盛，魚體健壯，色澤鮮豔，發育很快。
(5)如果出現回清水現象，則要重新更換，否則容易引發魚病。回清水是指原來缸中的老綠水變成了澄清水，許多綠藻沉澱缸底，這種現象稱之回清水。

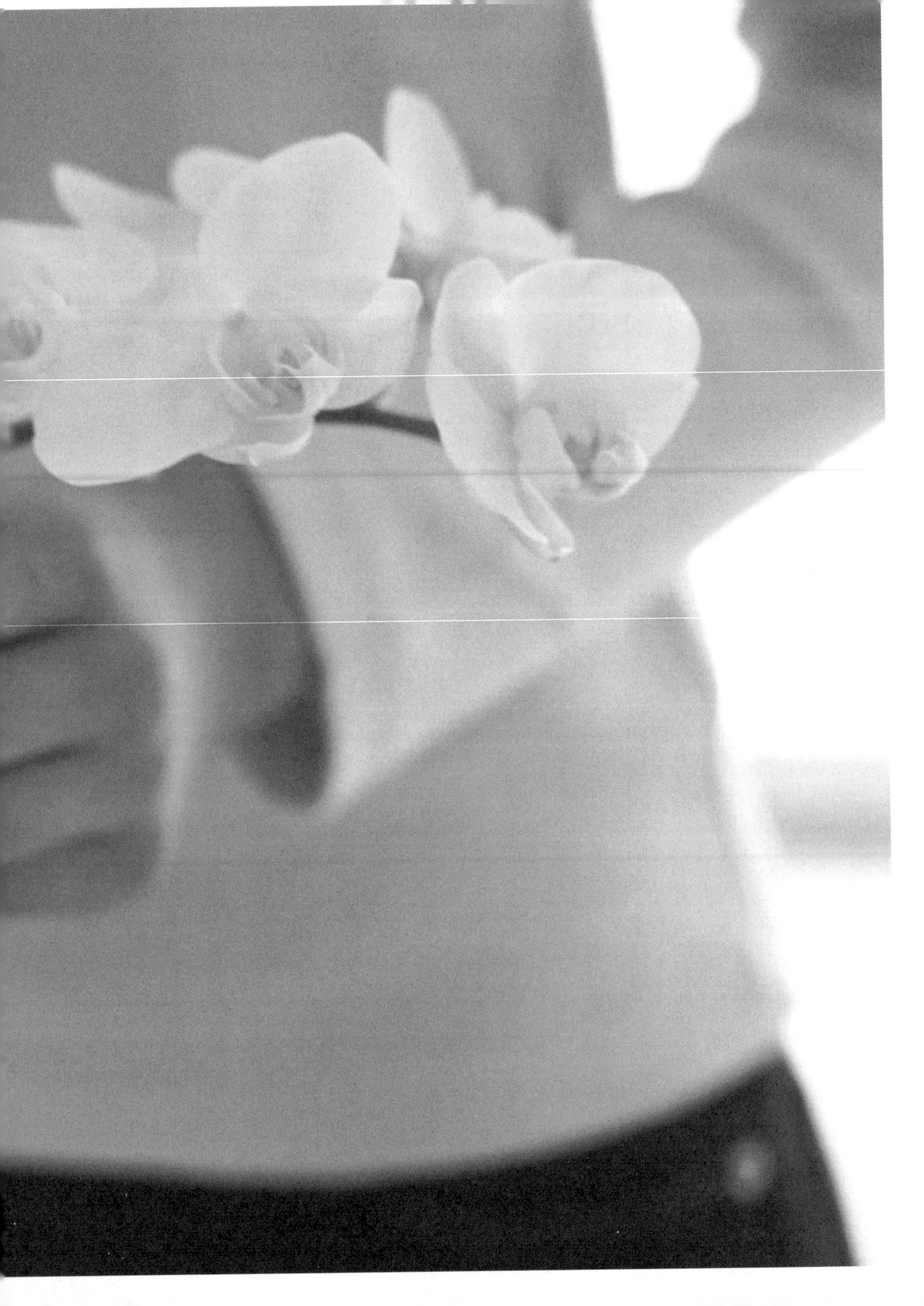

4

美容

——別讓美麗與「毒」害同行

Part 1

化妝之毒可美容也可毀容

時尚美甲暗藏隱患

隨著藝術美甲的流行，美甲店越來越被人們所接受，其花樣繁多的種類，五彩繽紛的圖案，讓愛美的女士們應接不暇。

阿清是一家幼稚園裡的老師，特別喜歡美甲，每月會定期到美甲店去修指甲、塗指甲油。然而半年後，阿清發現自己的指甲邊緣開始紅腫，指甲色澤變暗，並逐漸發黃，阿清非常納悶，就連忙跑到醫院去諮詢醫生。

醫生告訴阿清，她是感染了甲真菌，即「灰指甲」。更糟糕的是，單位負責人擔心阿清的指甲問題會傳染給小朋友，以此為由將她解雇了。可憐的阿清為了美麗，不僅染上疾病，還把工作給丟了。

病毒掃描

在美甲時，指甲刀、銼刀、磨砂紙、棉棒是其主要用具，這些用具如果沒有經過嚴格的殺菌消毒，真

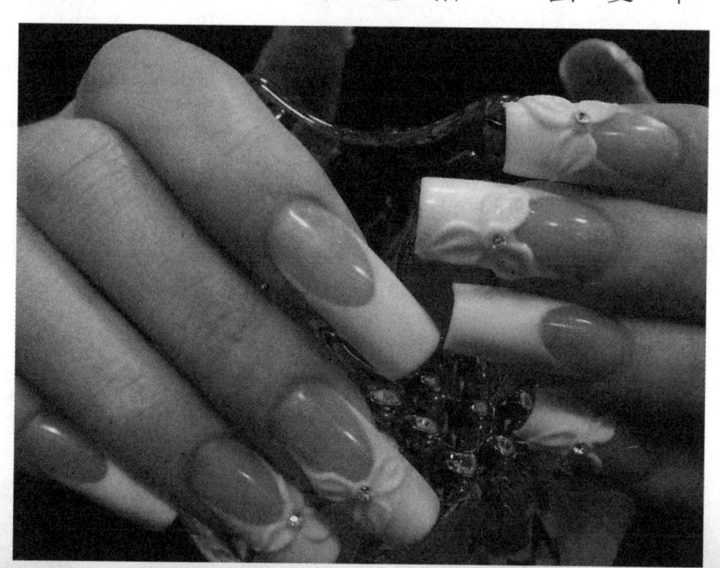

菌或細菌就會在顧客之間傳染而中毒。

美容院在幫妳修整指甲的時候，為了達到手指修長的目的，需要為妳銼薄指甲表層，然後再用膠水把帶有圖案各異的假指甲貼在指甲蓋上。指甲一旦被銼薄，不但喪失了指甲本身的光澤，還失去了一層天然的保護層，進而降低了指甲的抗病能力，易染病菌；有的美甲師在把指甲修剪成月牙形的同時，將覆蓋在指甲根部的「死皮」去掉，這樣很容易使皮下組織失去保護層而增加發紅、腫痛、發炎、微生物感染的機會，甚至可能誘發皮炎、甲溝炎、灰指甲等症狀。

同時，在美甲中還需要用到像增光劑、顏料劑、固化劑之類的化學品，像經常用到的指甲油中就含有的一種叫「酞酸酯」的脂溶性物質，能透過皮膚、呼吸道及消化道進入人體，難以排出體外，並且這種物質很可能與男性睪丸癌、女性乳腺癌、胎兒畸形等疾病的發生有密切的關係。有些美容院為了降低成本，從一些正規廠商購買假冒偽劣的美甲用品，這些美甲用品容易對皮膚造成過敏或引發炎症等。

設置防火牆

⑴最好到正規的、服務好的專業美甲店去美甲，如果經濟條件允許的話，可以自備一套修甲工具，以免交叉感染。

⑵美甲前應查看對方的相關證照、設施和產品，最好去查看一下美甲器具是否經過了專業消

毒，確保工具是乾淨衛生的。

(3)不要過於頻繁做美甲，一個月做兩到三次即可。

健康升級

在生活中，我們可以這樣來保護好我們的手：

(1)洗手要注意方法，因為手部清潔是保持手部皮膚光滑細膩、增加美感的一個前提。如果手接觸的東西越多，就要即時的清除手部的污物、灰塵等。

(2)洗手時，水溫不能過冷或過熱，也不能長時間的浸泡在水中。洗手最好使用軟水，但也要盡量避免頻繁洗手。

(3)洗手時禁用鹼性大的如洗衣粉、肥皂等之類的洗劑品，最好用洗手乳。

(4)手洗淨後，用乾淨、柔軟的毛巾來擦，在皮膚未乾透時抹護手霜，可即時鎖住手的水分，並且最好在塗潤膚油的同時做一些按摩，有利於皮膚吸收，還能促進新陳代謝。

(5)經常做手部的健美操，不但可以消除過多的脂肪，還可以加速血液循環，有助於保持手指的柔美和靈巧。

注射式隆胸危害健康

經常被朋友譏笑為「太平公主」的阿秋，常常為自己的胸部扁平而煩惱。有次，阿秋聽說採取注射式隆胸可以豐滿乳房，於是就偷偷瞞著家人和朋友跑到美容院接受注射隆胸手術了。

本想花錢買漂亮的阿秋，換來的卻是終生的痛苦。術後她時常感覺胸部不舒服，美容院裡的人告訴她是適應階段。可是又過了一段時間後，她竟然在乳房裡發現了硬塊，而且乳房腫脹了很多，痛得她不敢碰觸。

不得已，阿秋只好去醫院做了個檢查，經醫生診斷，是她之前做的隆胸手術不當而引起乳房感染膿腫。醫生於是為她實施了殘體抽取手術，但經過了幾次手術後，殘體仍未抽取乾淨。病情再次惡化，阿秋的乳房不得不做了切除手術。

病毒掃描

注射式隆胸手術，就是把隆胸材料注射進乳房進而達到隆胸目的，一般注射使用的主要材料是親水性聚丙烯醯胺凝膠，商品名也叫「奧美定」、「英捷爾法勒」等。把這類物質注射到體內後，如果一旦形成不了確切的纖維組織包膜，則會在體內沿著組織間隙遊走、變形，嚴重者甚至會出現雙側乳房貫通。

一般情況下，做注射隆胸手術是在盲視的情況下進行的，如果注射時注射不到位，注射至腺內、皮下或胸大肌內，會形成組織變性、異物肉芽腫等，導致乳房疼痛、乳房感覺改變、乳房組織發炎、膿腫、血腫、硬結、變形、壞死，以致需要切除整個乳房，更嚴重者還會導致癌病的發生。

設置防火牆

(1)對那些已經用奧美定注射隆胸的患者，在併發症發生前，必須盡早去正規的整形醫院進行治療手術取出，能最大幅度降低將來的痛楚，而不少美容院經由抽、吸取方式可能會無法完全取出乾淨注射材料，部分患者可能會受到二次傷害。

(2)隆胸手術其實有許多的禁忌，絕對不要相信廣告中所說的無痛和絕對安全，真的想做隆胸手術，也必須到正規醫療機構或是合格醫院。患有心臟病、慢性肝炎和腎病、膠原組織疾病、乳腺纖維囊性病及疤痕體質的人，則禁止做隆胸手術。

(3)女性要正確、合理、科學地看待自己的乳房，如果乳房過小是疾病引起的，應當首先治療疾病。如果是單純發育不良引起的，則透過藥物、飲食、按摩、鍛鍊等方法來矯治。當然乳腺已經發育成熟的女性，透過內衣修正身材也能起到很好的效果，大可不必隨意的去隆胸而傷害自己的乳房，傷害自己的健康。

(4)還可以經常以保健按摩法來增大乳房，方便有效。熱毛巾敷兩側乳房三至五分鐘後，在乳房的周圍用手掌部按摩，從左到右，按摩二十至五十次。

健康升級

豐胸是女人們永遠的熱門話題，那些想胸部健美的女性，可以調整日常飲食結構，多食以下有利於乳房的食物，以達到食物隆胸的效果。

(1)富含膠原蛋白的食物有利於豐胸，食物主要有海參、蹄筋等。

(2)富含維生素A的食物對乳房發育有好處，維生素A豐富的食物有木瓜、動物的肝臟、花椰菜、甘藍菜等。

(3)富含維生素E的食物也要多吃，如地瓜、南瓜、捲心菜、花椰菜、杏仁、葵花籽油、大豆、花生等。

(4)多吃富含維生素B群的食物，富含維生素B_1的食物有豬腿肉、小麥胚芽、火腿、黑米、雞肝等；富含維生素B_2的食物有雞蛋、牛肝、香菇、乳酪等；富含維生素B_6、維生素B_{12}以及葉酸等物質的食物，有肉類、牛奶、堅果類、菠菜、魚、豆類等。

(5)富含不飽和脂肪酸和含鐵的食物也要多吃，如各種堅果、動物的肝臟及血製品等。

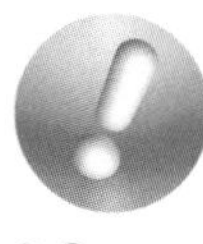

塗鮮蘆薈汁當心「毀容」

愛美女孩婷婷聽說蘆薈汁具有美白、護膚的功效，便迫不及待地將鮮蘆薈汁直接塗於臉部來美容，可是到了下午，婷婷感覺臉部不舒服，一照鏡子，差點暈倒在地，只見自己原本細膩柔滑的臉，變得跟豬頭一樣大，有的地方有鮮紅的斑點，有的地方竟然起了水皰！

後悔不已的婷婷跑到醫院去，醫生告訴她，這是由鮮蘆薈汁所致的接觸性皮炎。可見這鮮蘆薈汁是不能隨隨便便用的，護膚事小，「毀容」事大。

病毒掃描

鮮蘆薈汁裡含有在醫學上稱半抗原的蘆薈甙、樹脂、蒽醌等化學物質，它們塗在臉部皮膚之後，與表皮蛋白質結合，產生一種叫全抗原的物質。這種物質可以改變皮膚內一般淋巴細胞的活性，同時還能使一般淋巴細胞轉化成致敏淋巴細胞。致敏淋巴細胞能釋放出多種引起皮膚毛細血管擴張而出現大片紅斑，發生嚴重的炎症反應的淋巴因子，

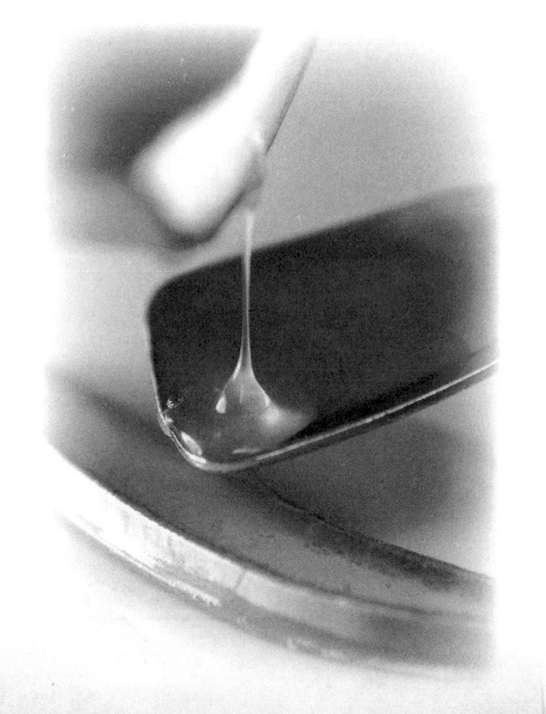

而且血漿滲出血管外還會發生皮膚紅腫、水皰和流黃水症狀。

設置防火牆

(1)可先塗在手腕或耳垂等處，沒有不良反應再少量塗於臉部，不要急於在臉上大面積塗抹。一旦出現過敏症狀，立刻停止使用，塗的同時一定不要讓陽光照射到自己的皮膚。

(2)調製面膜的時候，可以在蔬果中添加一點奶油、植物油或蜂蠟，因為新鮮蔬果中的多種維生素和「美容因子」都是水溶性的，加入這些物質會使面膜的脂溶性更強，更易於皮膚的吸收。

(3)在面膜中添加適量的蜂蜜，蜂蜜的抗氧化作用不僅能起到很好的保溼效果，還能增加面膜的黏稠度。

(4)新鮮的蔬果營養成分容易流失，因此應該即做即用。同時每次敷的時間也不宜太長，一般不要超過二十分鐘，並且敷完以後要即時用溫水清洗乾淨。

(5)鮮蘆薈汁在使用的時候一定要謹慎，必須經過專業的提煉、篩選和脫敏處置。假如使用後出現了接觸性皮炎的症狀，一定要即時去醫院治療。

健康升級

儘管蔬果中的維生素E、綠茶酚等營養元素，的確也能起到一定的去斑、美白、柔嫩肌膚等作用。但是，相較而言，正規面膜產品中的這些營養元素，卻要比蔬果中的含量多的多。而且將蔬果敷在臉上的時候，由於汁液和空氣接觸後會發生氧化作用，導致營養元素的大量流失，皮膚能吸收的營養更是微乎其微。

不僅如此，蔬果中的一些純天然成分，對膚質比較敏感的人，尤其是易患蕁麻疹、皮膚溼疹或支氣管氣喘等過敏性疾病的人，也會造成損害。

所以，在此要勸告那些喜歡用蔬果做面膜的女性朋友們，對於美麗肌膚，還是用廠商生產的面膜效果更佳。但是，就是喜歡自製蔬果面膜的朋友，就要注意以下幾個問題了，以防美容不成反「毀容」的現象發生。

(1)檸檬、草莓和鳳梨等屬於刺激性蔬果，雖然具有美白的功效，但是其中的鞣酸、果酸和植物蛋白酶等會使角質脫落，皮膚敏感的人如果將其敷在臉上時，容易對肌膚造成刺激，導致乾疼、發紅等。

(2)柑橘、芒果、芹菜和蘆薈等屬於光敏性蔬果，其中的過敏性物質在陽光照射下會發生過敏反應，引起光敏性皮炎，出現局部紅腫、丘疹和水皰等症狀。

(3)芒果、桃子和蘆薈屬於過敏性蔬果，其中的某些物質對肌膚有很強的刺激性，很容易引起過敏反應。

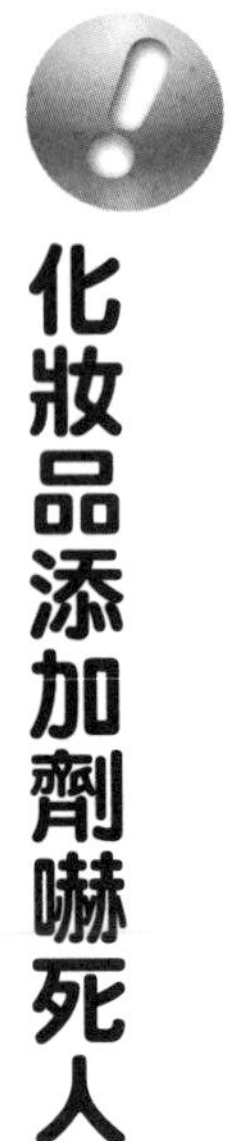

化妝品添加劑嚇死人

化妝品是愛美女性必不可少的一個元素，為了滿足女性愛美的不同需求，化妝品生產廠商推出了各式各樣具有防曬、去斑、防皺、除皺、美白嫩膚等功能的化妝品，這些眼花撩亂的化妝品在為女性帶來美的同時，卻也帶來了潛在的危害。

病毒掃描

在化妝品中，鉛的氧化物做為添加劑有著悠久的歷史，其中主要成分是氧化鉛。直到現代，雖然鉛是禁用成分，但有些不法廠商會摻雜少量鉛。女性長期使用，會造成鉛累積中毒。鉛的毒性是有目共睹的，鉛毒在滲入皮膚以後會沉積在皮下的血液和淋巴等組織中，致使血液循環不暢，導致皮膚出現老化的現象，比如暗瘡、色斑、皮膚乾燥、發黃、皺紋增多等。此外，沉積的鉛毒還會減緩皮膚的新陳代謝，降低皮膚排泄黑色素的能力，同時也導致了人體解毒能力的下降，使皮膚污染更加嚴重。

在化妝品中，汞元素也隱藏其中，多以硫化汞和氯化汞兩種形式存在，汞及其化合物都可穿過皮膚，進入所有的器官和組織，其損害最大的是腎臟，其次是肝臟和脾臟。它能破壞掉人體的酶系統活性，讓蛋白凝固，使得組織壞死，具有明顯的性腺毒、胚胎毒和細胞遺傳學作用。易疲勞、乏力、嗜睡、淡漠、情緒不穩、頭痛、頭暈，是慢性汞及其化合物中毒的主要表現。

化妝品中的砷及砷化合物也對人體構成威脅，特別是三氧化二砷易溶於水的劇毒物質。如果砷中毒就會引發神經系統、肝、腎、毛細血管等產生一系列病變。即使長期的低劑量接觸，也容易出現頭暈、頭痛、無力、四肢痠痛、噁心嘔吐、食慾不振、肝區痛、腹漲、腹瀉、貧血、皮膚色素沉著等慢性砷中毒症狀。

一些劣質化妝品中，還會有鎘及其化合物的存在，鎘為化妝品成分中禁用物質，對心臟、肝臟、腎臟、骨骼肌及骨組織會有很大的損害。主要臨床表現為高血壓、心臟擴張和早產兒死亡，誘發肺癌。

設置防火牆

(1)敏感肌膚者選擇化妝產品時，最好選擇小包裝劑量的。此類產品中含有防腐劑會比大包裝的份量少。

(2)軟管包裝的護膚品比大瓶裝的產品使用更安全。使用瓶裝產品時，請使用專用的小匙來取用，防止污染到產品加快氧化。

(3)肌膚比較敏感或是屬於敏感體質，最好到醫院做個檢查，確定一下能讓妳產生過敏的成分。

(4)選擇「無添加」護膚品時，首先要弄清楚產品裡不添加的到底是什麼物質成分。

(5)選購化妝品要有防偽、防劣意識，購買時要注意產品是否是正規廠商生產，產品外觀包裝是否完好，有無形狀改變，聞起來有無異味等，如果發現異常，則不要再購買。

健康升級

(1)使用化妝品，根據各自的膚質情況，還是各用各的好，拒絕一瓶化妝品，全家共用或者母女共用、夫妻共用。

(2)忌藥效化妝品亂用、常用。「膚輕鬆」之類的外用藥，是不能當護膚品長期使用的，特別是許多長痘痘的年輕人要改掉這個習慣。

(3)觀察自己的膚質在四季交替變化過程中出現的變化，進而決定不同的化妝品，給皮膚最需要的關愛，拒接化妝品單一。

(4)忌使用多廠商的化妝品。塗抹不同廠商生產的化妝品，容易引起化學反應。一般說來，基礎化妝品最好選擇同一廠商生產的系列化妝品。

(5)忌用手指直接沾用化妝品。用手指直接取，容易把細菌帶入化妝品中。一般情況下，化妝品一旦沾手，絕對不要再送回瓶內。

(6)忌迷信進口化妝品。我們東方人的皮膚對某些化妝品是很容易過敏，所以在選擇化妝品時要有選擇地使用進口化妝品。

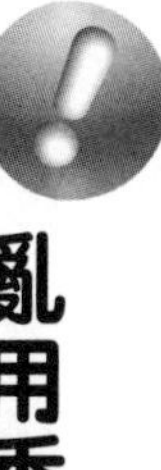

亂用香水有損健康

香水已經成為現今愛美女性必不可少的「裝備」之一，時髦的陳女士尤其如此。她非常喜歡香水，幾乎達到了癡迷的程度，常常往臉部、手臂甚至小腿等所有可能裸露的地方塗抹香水。每次聞著全身散發出的迷人香味，陳女士都感覺自己好像是電視劇中的「香妃」，自我感覺好極了。

誰知有一天，陳女士感覺自己非常不舒服，身上有些地方出現了過敏反應，皮膚發紅，最後蔓延到全身。陳女士只好去醫院檢查，經過醫生診斷，原來陳女士是由於大量使用香水而引發的嚴重接觸性過敏皮炎。

病毒掃描

首先，香水中含有微量的銅，被太陽光中的紫外線照射後產生一種化學反應，會使皮膚產生紅腫、刺痛等症狀，甚至嚴重者感染皮炎。

其次，一些濃郁香水中會含有人工芳香劑。這些採用化學香精類物質製成的自然花的香味，其香味分子的濃度大大超過天然花香分泌的濃度，對人的呼吸道、皮膚及中樞神經有可能會產生不良作用。

有些女性服用的香水膠囊，屬於揮發出的一種油，經腸胃道吸收後，進入血液，再從肺部、尿液、汗水中排出，進而能使人體帶香。服用香水膠囊和喝酒的道理是一樣的，喝酒過多不利於身體的健康，香水膠囊吃太多對身體也沒好處，如果長期過量服用的話，可能會造成中毒，甚至是傷害到腦神經。

設置防火牆

(1)使用香水絕不能過量，可以先在耳後擦點香水，看看是否有過敏反應，如果有過敏反應要立即停止使用。一般來說，少量而多處噴灑效果最佳。

(2)不要噴灑過於濃郁的香水。尤其當生活、工作環境周圍中，有患過敏性氣喘、皮炎、呼吸系統疾病的人。

(3)不要把香水噴於淺色的衣物上，以免留下污漬。

(4)沐浴後身體溼氣較重，這時將香水噴於身上，香味會釋放得更明顯。

(5)如果想製造似有似無的香氣，最好的辦法是將香水先噴於空氣中，在充滿香水的空氣中旋轉一圈，可以令香水均勻地落於身上。

健康升級

(1)選購香水的時候，最好是清晨起床後，因為人在清晨嗅覺最好，此時鼻子未聞過其他東西，感覺最靈敏。

⑵選購香水之前，不要在身上噴灑其他香水，也不要使用任何有香味的化妝品，否則這些香味會干擾妳的嗅覺。因此，要保證肌膚必須洗得乾乾淨淨沒有任何氣味。

⑶遇到心儀的香水，可首先試噴在手腕處，先不用管它，可以先去做自己的事，但要注意，不要反覆摩擦，這樣會破壞香水的分子，使香味難以持久。等過上半個小時後，如果你不討厭這個香味，那麼這就是屬於妳的香味。

⑷在選購香水的時候應注意，同一牌子的香水，但是由於香精含量的不同，會導致香味也有差別，因此不妨都試一試。一般情況下，濃香水的含香精量最高，因此價格也高，但使用起來也方便，只需要幾滴便足夠了，而且香味持久。

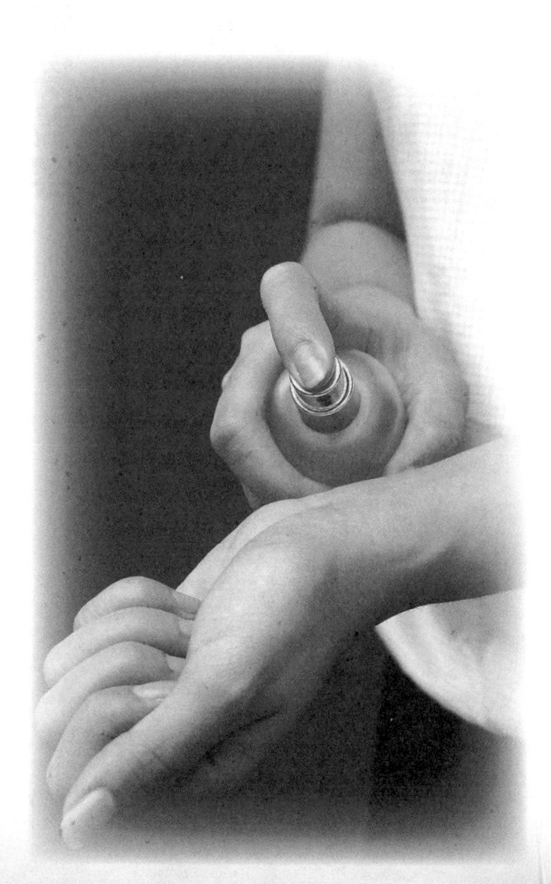

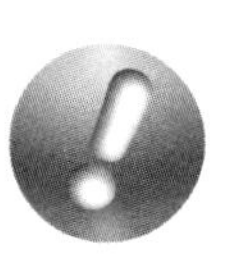

「痘痘」用手擠易毀容

相信很多臉上長過痘痘的人都做過跟小丁同樣的事情：對著鏡子，看臉上又長出了讓人痛恨的痘痘，像跟自己有意過不去一樣，又紅又亮，示威般破壞著整個臉部的協調性。於是，再也忍不住，用手去把它們擠壓挑破，然後生出一種除之而後快的滿足感。

但你可能很少遭遇過小丁這樣的悲劇：小丁起床後的第二天，就覺得臉部漲漲的，一碰就痛。連忙去照鏡子，一看，天哪！昨天自己用手擠的下巴，紅通通、鼓得嚇人。小丁捧著腫脹的臉去了醫院，醫生告訴他，是他用手擠痘痘導致的皮膚感染。

病毒掃描

我們臉上的毛囊壁的壁細胞，能對皮膚起到一個保護的作用，它能防止毛囊內的物質流到皮膚內而造成發炎。如果用手強行去擠壓皮膚，就會把毛囊壁的壁細胞給破壞掉，失去了保護層，如果手上有細菌，這時就會趁虛而入，導致皮膚發炎，甚至感染，進而出現像小丁這樣的「毀容」現象。

不僅如此，如果經常去摳擠那些痘痘，經過一而再的反覆刺激，還會導致皮膚增生，進而形成隆起的疤痕，這種疤痕一旦形成則很難消除。

此外，在人的臉部有許多神經、淋巴腺與血管分布，其中一個危險三角區是從眉心至嘴角兩側。如果痘痘長在該區域，強行去擠捏的話，則極易造成細菌感染而危及生命。

設置防火牆

(1)提高對擠痘痘危害的認知，盡量不要用手擠壓，讓其自然消失。

(2)痘痘發作的原因很多，其中跟內分泌、生活環境、飲食習慣等密切相關，像在生活中經常吃一些雞、魚，常飲酒，常食用油炸速食食品以及常熬夜都會導致臉上長痘痘。在瞭解了諸多因素後，要避開這些習慣，進而消除痘痘的生長環境。

(3)現代都市生活中，由於粉塵多，生活環境受到污染，護膚品堵塞毛孔等也是誘發原因。因此，學會正確洗臉，採用適當護膚品護膚也是預防痘痘的重要方法。

(4)如果是嚴重性長痘，建議上醫院接受治療，查看一下自己到底對那些物品過敏，找明原因。

健康升級

洗臉是清潔皮膚、滋潤皮膚的第一步，但是別小看了洗臉，其中也有大學問：

(1)**洗臉水的選擇。**洗臉最適宜的水應該是軟水，溫度也很重要，用溫水洗臉最適合油性皮膚和中性皮膚，乾性皮膚則冷水、溫水都可以。但是，不管何種膚質都不適用用太熱的水來洗臉，否則很容易使皮膚變得鬆弛，產生皺紋。

(2)**香皂的選擇。**含香料少、鹼性小的香皂適合乾性皮膚；鹼性大、去油污力強的香皂適合油性皮膚。所以在用香皂洗臉前，要明白自己屬於哪種膚質，不可亂用香皂。建議最好使用刺激性小的優質香皂或美膚乳液洗臉。

(3)**洗臉的方法。**把適合自己膚質的香皂或洗面乳抹在手上，充分摩擦後搓出泡泡，將泡泡揉到臉部，指腹按摩似的揉搓臉部，按照從下而上、從內而外的順序，輕抹臉部的各個部位，然後把泡沫沖洗乾淨，最後拿柔軟毛巾來輕輕擦乾臉部。

(4)**洗臉後的保養。**洗臉後塗的一些護膚品也是要根據自己膚質來選擇。一般來說中性皮膚適用微酸性化妝品，它可以溶解臉上殘留香皂中鹼性物質；油性皮膚者適合選用具有美白、收斂和減少溢脂作用的粉質化妝品；乾性皮膚者最適合使用油性護膚品。

長期塗口紅等於「毒」從口入

被權威電影雜誌讚美擁有「最難以估價的嘴唇」的女人，就是當紅好萊塢名星安潔莉娜．裘莉，她擁有一張性感嬌豔的紅唇而顛倒眾生，男人們想一親芳澤，女人們則又嫉又恨。這性感紅唇的嬌豔，讓每個女人都難以抵擋口紅的誘惑。廠商自然也不會放過這個賺錢的機會，於是，各式各樣的口紅出現了。

但是，愛美的女人們可能不知道，這性感妖豔的背後，也是健康隱患的潛伏。

病毒掃描

由於女人們對口紅的狂熱，現代人又多了一種新的病──口紅病。也就是這些經常擦塗口紅的女人們之中，會有一些人出現嘴唇的異常症狀，如嘴唇腫脹、乾裂、發癢，或者嘴唇出現表皮剝落、疼痛等嘴唇過敏現象，嚴重者還會有人因此而引起中毒，甚至導致癌病的產生，醫學家稱這種症狀為「口紅病」。

一般情況下，口紅中含有染料、油脂、蠟脂、香精等成分，女性在塗抹口紅的時候，就會把這些複雜

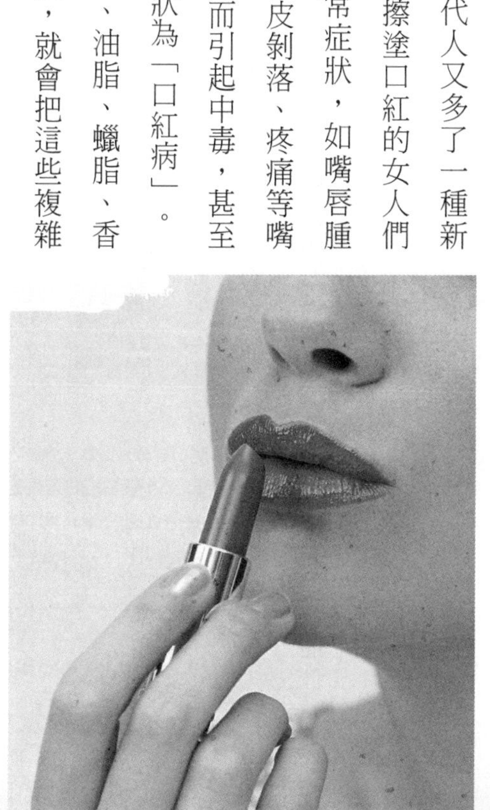

的化學塗料放在了嘴邊，在說話、喝水、吃飯的時候，這些化學塗料經由唾液的溶解，加上口紅中的羊毛脂有吸附空氣中塵埃、細菌、病菌，以及種種金屬離子的愛好，於是，這些有害物質就統統被女性吃進口中，伴隨食物一同進入體內，為身體健康帶來很大的危害。

另外，女性長期塗口紅會使嘴唇上皮組織角化，導致唇部出現發乾發癢的症狀，嚴重時發生脫屑引起發炎。更讓人害怕的是，有些長期塗抹口紅人還會由於嘴唇接觸吸收某種光感物質，而引起日晒樣反應，導致口紅處的細胞內的去氧核糖核酸受到損傷，引發唇癌的可能性。

設置防火牆

(1)圍坐在一起飲茶、吃飯時，可以先用面紙擦掉唇上的口紅，用餐完畢後，可再把口紅重新抹上，這樣的做法可以避免把「毒」吃進肚子裡。

(2)口紅盡量少塗或不塗，尤其是兒童則更要謹慎，睡覺之前一定要將口紅擦乾淨再入睡，對那些文藝工作者來說，在演出之後應立即將口紅擦洗乾淨。

(3)如果在塗抹口紅以後有輕微的發癢和異常感覺時，應立即將口紅洗去，並且停止使用，以防引起口紅過敏症。

健康升級

秋冬時節，嘴唇最容易乾燥、脫皮或裂開，因此在使用潤唇膏的時候應該注意以下幾點：

(1)儘管潤唇膏可以有效幫助人們鎖住嘴唇水分、保持其豐嫩柔滑，但是每隔幾分鐘就要塗一次的辦法不可取，這樣頻繁地塗抹唇膏，不僅不會幫助妳保護乾裂嘴唇，而且還會導致嘴唇自身的屏障能力下降，致使皮脂腺分泌減少，嘴唇反而會更易乾燥。因此，在用唇膏護唇的時候，每天最好不要超過三次。

(2)在選擇潤唇膏時，也要注意選擇天然原料，成分簡單，且味道清新，顏色較為柔和清淡的為好，因為味道濃香、顏色鮮豔的唇膏往往含有更多的化學添加劑。

(3)一般情況下，嘴唇乾燥除了季節原因外，還有可能是人們體內缺乏維生素B群以及脾胃虛弱的原因造成的，因此，如果適當補充一些富含維生素B群的蔬菜和水果，如橘子、胡蘿蔔，以及熬點米仁粥來喝，效果應該都會不錯。

(4)當嘴唇乾裂的時候，千萬別用舌頭去試圖舔溼它，因為這樣做不僅不能挽救妳的嘴唇，還會加快嘴唇表面水分的蒸發，讓嘴唇更加乾燥，加重嘴唇的乾裂程度。

Part 1

美容瘦身
也要留意「毒」陷阱

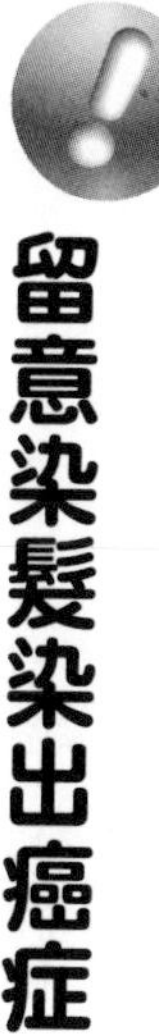

留意染髮染出癌症

生活中，染髮已經成為愛美女性的日常行為，並且有的女性一年中頭髮還要換好幾個顏色，甚至有些中老人也要加入這染髮一族，將白髮染成青絲。其實，染髮對人體健康的危害十分大，但生活中卻很少能引起人們的重視。

病毒掃描

染髮劑中的染料物質內含有一種名叫對苯二胺的化學物質，是國際公認的一種致癌物質。專家研究發現，它可導致乳腺癌、膀胱癌、白血病以及多發性骨髓瘤的發生。在我們染髮的過程中，由於染髮劑會接觸到皮膚，並且為了上色效果，還會在染髮的過程中進行加熱處理，由於苯二胺具有既能溶於水，又能溶於油的特性，致使它特別容易透過頭皮或皮膚進入人的毛細血管，然後再隨血液循環進入人的骨髓，最後滲透到身體中去。如果這種物質長期反覆作用於造血幹細胞，就會導致造血幹細胞發生惡變，進而引發白血病。因此，長期染髮的人群患白血病發病的機率就要高於不染髮的人群。

除此之外，染髮劑中還包含著其他一些對人體有害的物質，如鉛、鎳、汞等重金屬元素。這些有害成分也很容易透過頭皮進入皮膚，並滲透到人的血液中。長此以往，染髮的危害效應會逐步增加，甚至誘發癌症或其他疾病。

設置防火牆

(1)盡量不染髮，如果非要染，在第一次染髮時，應當做皮膚過敏試驗，如果有過敏反應，則禁止染髮。並且為了保護頭髮，染髮與燙髮不宜同時進行。

(2)不宜過於頻繁地染髮，兩次染髮之間應至少間隔一個月。

(3)無論是中老年人還是年輕人，染髮前應先檢查頭皮。如果有傷痕、瘡癤、皮炎、患高血壓、心臟病、懷孕分娩期間的女性都不要染髮。

(4)染髮後要徹底地把頭髮和頭皮洗乾淨，洗頭皮時切忌用力抓撓破損，導致出現中毒現象。

健康升級

平日多食用以下食物可有效護髮、潤髮：

(1)薺菜：薺菜中含有人體必需的重要營養素，如蛋白質、粗纖維、胡蘿蔔素、鈣、磷、鐵以及多種維生素。它的清熱解毒、涼血止血的作用，對防止頭髮早白十分有益。

(2)黑芝麻：黑芝麻中油脂的含量較高，不僅能潤澤肌膚、滋養頭髮，且對頭髮乾燥、易斷等不良狀況有明顯的改善作用。

(3)核桃仁：含有維生素C、胡蘿蔔素、蛋白質、油脂、醣類等多種營養元素，經常食用脂肪含量很高的核桃仁，還可以使頭髮烏黑亮澤。

(4)除此以外，也要多食用一些含碘豐富的食品，如海帶、紫菜等；還可以吃些動物肝臟、蛋黃、魚類等，也能起到烏髮的作用。另外，富含蛋白質和維生素A、B的食物也要多吃，如芝麻、紅棗、胡蘿蔔、青椒、菠菜、韭菜、油菜等，這些食物對滋潤頭髮光澤，烏髮護髮等都有積極的作用。

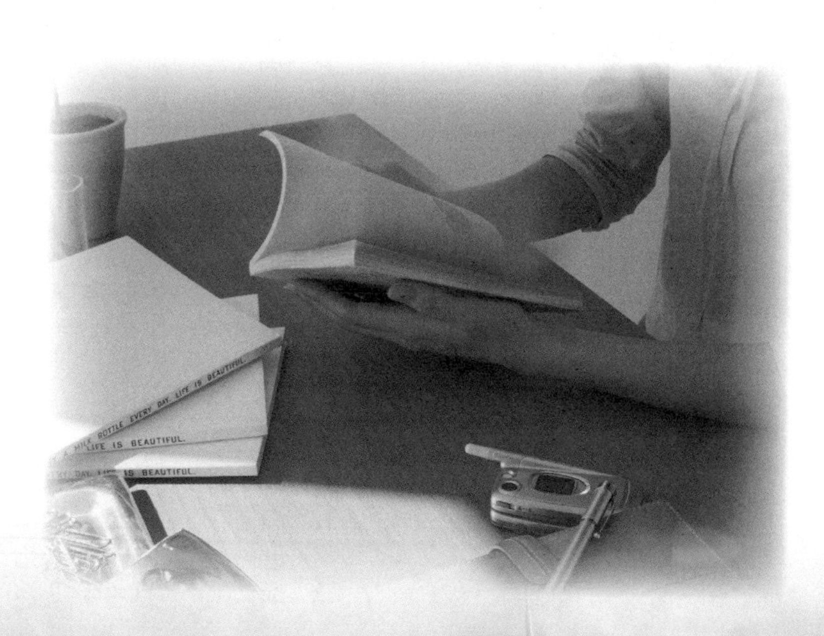

維生素E美容留意中毒

梁女士聽別人說維生素E有美容的作用，於是就自己買了一些來服用。不久之後她就感到了噁心、暈眩等症狀，同時視力也開始變得模糊了。

於是梁女士不得已就來到了醫院，經過醫生的仔細詢問和檢查之後，得知自己是因為長期過量的服用維生素E而導致了藥物中毒。美容不成還害了一身病，梁女士對此真是後悔莫及，暗暗說以後再也不濫用藥了。

病毒掃描

維生素E的確有美容的作用，它具有很強的抗氧化性，不僅可以促進能量代謝，改善微循環，保持動脈彈性，而且還有保護肝臟、調整性腺功能等作用。

但是，如果長期大劑量服用，則會讓人中毒，出現噁心、嘔吐、暈眩、視力模糊、腸胃功能及性腺功能紊亂等症狀。更嚴重的是，如果每天長期服用超過兩百毫克的維生素E量，導致體內維生素E過多積蓄，還會誘發血栓性靜脈炎、肺栓塞、下肢水腫、免疫力下降、血清膽固醇升高等問題。

此外，如果女性長時間大量服用，還容易引起維生素K的吸收和利用障礙，進而抑制血小板的正常功能，致使止血速度減緩，凝血時間變慢，導致女性患者出現月經過多、閉經和性功能紊亂等。

設置防火牆

應該養成科學用藥的觀念，切不可道聽塗說，盡快從迷信美容效果，或超量服用疾病就會好得快的錯誤觀念中走出來。一旦誤服大劑量維生素E，就應該盡快去正規醫院接受催吐、洗胃、導瀉等緊急處置。對於有中毒傾向的患者，則必須立即停藥。

健康升級

女性養顏美容不一定要靠補充維生素，其實，只要在日常生活中，食物一樣能保持身體的健美和肌膚的美麗。現將十大排毒養顏食物甄選如下：

⑴**黃瓜：**黃瓜具有明顯的清熱解毒、生津止渴的作用，含有多種維生素和營養成分，能美白肌膚，保持肌膚彈性，抑制黑色素的形成。

⑵**蜂蜜：**有滋養、潤燥、解毒的功效，是滋補強身、排毒養顏的佳品。

⑶荔枝：有補脾益肝、生津止渴、解毒止瀉等功效，能補腎、養肝，細膩皮膚，是排毒養顏的佳果。

⑷**木耳：**有排毒解毒、清胃滌腸、和血止血等功效，能養顏補血、柔亮膚色。

⑸**胡蘿蔔：**有養血排毒、健脾和胃的功效，女性美容的飲食伴侶。

(6) **茶葉：** 有清熱除燥、消食化積、清利減肥、通利小便的作用，延緩衰老、強身健體之首選。

(7) **海帶：** 有消痰平喘、排毒通便的功效，能靚麗頭髮、消除乳腺增生隱患。

(8) **冬菇：** 有益氣健脾、解毒潤燥等功效，抑制癌細胞、強心保肝、寧神定志、排毒壯身的最佳食用菌。

(9) **苦瓜：** 有解毒排毒、養顏美容的功效，尤其適合夏日食用。

(10) **綠豆：** 有清熱、解毒、祛火之功效，夏季煮成的綠豆湯是排毒養顏的佳品。

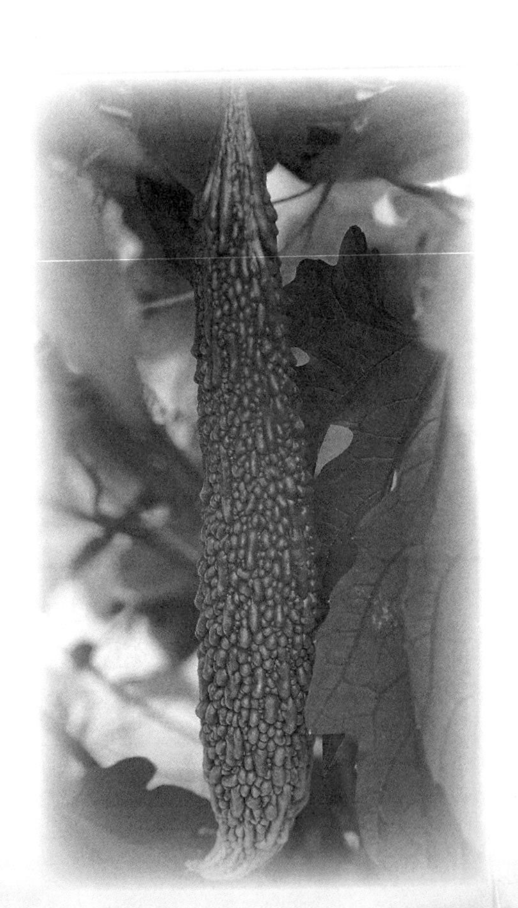

牙齒美容當心損害口腔健康

都說看一個人自信不自信，首先看他的微笑夠不夠燦爛。可是如果牙齒不夠白、不夠整齊，恐怕笑起來也不那麼自信吧！

因此，牙齒是否美白也成為人們社會交往的一部分。為了能夠擁有自信而燦爛的笑容，為了給別人留下更加美好的印象，很多人選擇了牙齒美容來提高自己的生活品質。

牙齒美容本來是好事一樁，但是，如果選擇不當的美容方式，不但會傷到牙齒，甚至還會傷到口腔其他組織。

病毒掃描

為牙齒美容一般包括牙齒潔白、烤瓷冠、牙齒矯正等幾個方面，如果美容不當，則會給健康形成隱患。

(1) 一般情況下，美白牙齒大多就是將牙齒漂白。但是漂白的時候，有的醫生為了追求牙齒的美白效果，常常會加大雙氧水的濃度，致使藥物對牙齒的琺瑯質產生較為嚴重的影響，進而導致牙齒變「酸」，嚴重者還會影響牙齒的結構，使牙齒脫鈣。

(2) 除了烤瓷冠，還有全瓷冠、鑄瓷冠等，這些美容牙齒的方法都會對牙齒造成損害。因為這些美牙方法的大前提，都是對牙齒進行磨削使之變小，這種情況下，很容易將牙神經失活。

(3)牙齒矯正就是將牙齒排列整齊，但是，牙齒排齊的後果往往是前排牙齒看起來已得到矯正，但後面的磨牙卻亂了，這樣導致後牙咬合混亂，時間久了，就會引起下頜關節疾病症狀。

設置防火牆

一般情況下，影響人口腔發育和牙齒排列的原因主要有兩個，一個是先天因素，另外一個則是後天因素。先天因素無法更改，後天因素則可以去除，比如後天因素大多與一些不良習慣和各種牙病有關。

(1)人們的口腔健美的關鍵，是糾正生活中的不良習慣，積極預防口腔疾病，這樣才能確保面頜發育完好，牙齒排列整齊。如果牙齒排列不整齊，三十歲之前完全可以矯正，當然最好的矯正階段是九到十四歲之間，三十歲以上就不太適合矯正了。

(2)並不是人人都能做牙齒美白的，青少年的牙齒通常比較敏感，不適合進行美白牙齒；做牙齒美白需要打麻藥，這對麻藥過敏的人、心臟病、高血壓患者以及孕婦等並不適合。患有嚴重的牙周病患者，在使用美白藥劑時，必須要治癒後才能進行，否則容易造成牙齒敏感。

(3)一般情況下，人們常見的牙病有牙齦炎和蛀牙，一旦患有這些牙病往往會出現牙齒發黑、變軟、成洞等症狀，進而影響了牙齒的健康和美觀。但這兩種牙病都屬於慢性病，並且早期都無自覺症狀，所以，最好每年能做一次定期口腔健康檢查，這樣一來，就能達到有病早治、無病預防的目的。

(4)刷牙是保持口腔衛生的重要方法，要養成每天早晚刷牙、飯後漱口的好習慣，並且少吃刺激性食物。

健康升級

想擁有健康的牙齒和美麗的微笑還需要做到：

(1)均衡的飲食、適量分配一天中的各餐對堅固的牙齒十分有利。盡量拒絕會增加齲齒危險的零食，特別是那些「軟」食品、碳水化合物食品或者酸性食品。

(2)乳製品是我們所需要的鈣質和磷質的最好來源，也是牙齒釉質和牙根支撐骨的主要礦物質材料，能讓牙齒更堅固。

(3)天然礦泉水含有的氟，不但可以增加牙齒的釉質、堅固牙齒，還能保護牙齒免受微生物的侵蝕，所以要多喝礦泉水。

(4)事實上，巧克力和無糖口香糖中都含有丹寧酸、氟質和磷酸鈣三種物質，這些物質都參與保護牙齒的工作，所以我們不妨經常吃巧克力和無糖口香糖。

香體止汗露不止汗反易中毒

愛乾淨的王小姐特別受不了夏天裡大汗淋漓，全身汗味的感覺。今年夏天剛到，就跑到一家大商場購買了幾瓶品牌「止汗露」，開心的不得了。每次出門前，都得掏出這「裝備」，全身幾乎擦個遍。可是沒過多久，皮膚瘙癢不說，竟然紅腫起來。王小姐於是立即趕往醫院就醫，原來才知道是用了止汗露引起的皮膚過敏。不看不知道，像她這樣用了止汗露而引起不適來就醫的人還真不少。看來這些令人眼花撩亂的香體止汗產品，背後隱藏著大家都忽視了的疾患。

病毒掃描

一般情況下，香體止汗露中都含有乙醇、甲醛、鞣酸、香精和添加劑等物質，會因個人體質敏感性不同而誘發不同程度的過敏性疾病，如鼻炎、皮膚紅斑等。

其實，夏季大量出汗是人體對高溫做出的一種調節，汗液能帶走體內的熱，排除體內新陳代謝產生的毒素。同時，會在體表和皮脂混合形成乳狀脂膜，這種膜對皮膚有滋潤和保護作用。如果人為地抑制出汗，汗腺導管會堵塞，皮膚缺乏脂膜的保護，代謝的廢物排不出去，對皮膚的持續刺激導致汗斑、皮膚紅腫、瘙癢等症狀，嚴重的還會引發毛囊炎。

如果在尚未癒合的皮膚傷口或滲液上噴灑一點止汗露，它含有的化學成分有可能透過傷口吸入人體，引起感染或加重病情。

設置防火牆

(1)香體止汗類產品，最好在必要的時間和場合盡可能地少量使用，而不要大面積地每天在皮膚上塗擦。

(2)使用前最好先在上臂內側做一下測敏實驗，看看自己是否有過敏反應。

(3)市場上的香體露一般有三種，分別是走珠式、噴霧式和膏狀式。出汗比較多的人可以選走珠式，它塗抹方便，也不濃稠，同時也容易控制用量，抑汗效果也很不錯；出汗較少的可以使用噴霧式，它味道清香，更有滋潤的作用；膏狀式的香體露效果最好，抑汗的時間也最長，可以斟酌使用。

健康升級

炎炎夏日裡，要保持皮膚清爽，還要做到以下方面：

(1)多次沐浴，不僅可以即時清除毛孔處堆積的汗液和

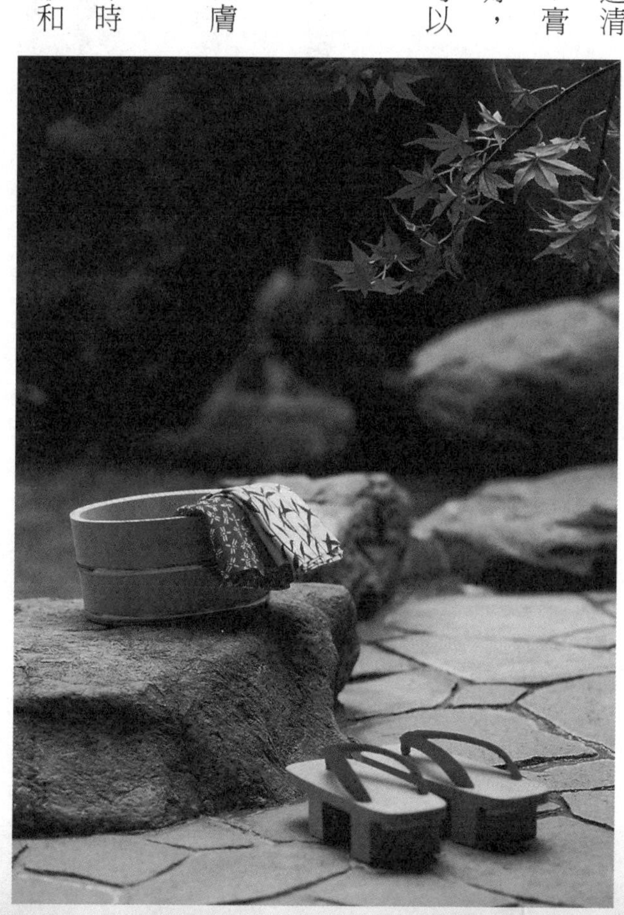

體臭的分泌物，還可以縮短汗液在體表的停留時間。

(2)每天勤換洗內衣褲和鞋襪，最好穿棉質或其他吸汗、透氣性好的衣物，排出的汗液可以很好地散發或被衣物吸收掉，達到減少對皮膚刺激的後果。

(3)在夏天飲食要清淡，盡量少吃辛辣刺激性食物或熱飲，當然還可以在家裡自製一些清涼解暑的藥茶。

(4)保持自己心情舒暢和情緒穩定，「心靜自然涼」，可使支配汗腺分泌的交感神經分泌減弱，控制引起多汗體臭。

首飾長戴不摘引發疾病

小可到外地出差回來時，買回了一堆從地攤上挖到的令人眼花撩亂的金屬項鍊和手鐲，一時間心花怒放，每天都像寶貝似地戴在身上。可惜好景不常，她開始感覺自己的脖子、手腕處皮膚奇癢，還有一些紅色的小疙瘩，別人說這是首飾皮炎。

她感到十分驚訝：難道首飾也會致病？答案是肯定的。這些美麗的首飾在美化儀表的同時，也會因使用不當或本身產品品質不高，以及配戴時消毒不徹底等問題，給皮膚健康帶來隱患。

病毒掃描

首飾皮炎也叫做「接觸性皮炎」，其過敏症狀較多見於金屬首飾，這是因為不少金屬首飾中含有一種「鎳」成分，大部分人會對鎳過敏，而引起紅腫、瘙癢甚至糜爛、流水、水皰等變態反應。

在某些金首飾或天然寶石、某些啟動的石材中，也會含有一些放射性物質元素。皮膚長時間接觸這些物質，就很容易得放射性首飾病。其症狀是疲倦、噁心、頭痛、皮膚痛癢，嚴重者可損傷血液、神經系統和消化系統，甚至會引起皮膚癌、乳腺癌、肺癌等惡性腫瘤。

另外，如果長期戴戒指，戒指因潮溼也會引起真菌感染發生的手癬。

設置防火牆

(1)在配戴首飾時，如果出現症狀較輕的過敏反應，自用部分抗過敏藥即可，一般處理經一、兩週能痊癒。出現全身過敏反應的嚴重者，則要到專科門診去看醫生，即時防治可能發生的病變。

(2)並不是所有的首飾都會發生過敏反應。預防首飾病最好的辦法是選用純金、純銀首飾，少用合金首飾及打磨不平滑、易刺傷皮膚的低檔首飾。有過敏體質的人建議最好不戴首飾。

(3)配帶的首飾要定期清洗，手癬一般是由於洗手時因戴戒指潮溼而引起的真菌感染，治療手癬，可用抗真菌藥物。

(4)購買金或寶石飾品，不要貪圖便宜，要買經過權威機構檢測的符合國家標準的飾品，或者將買回去的飾品放置上半年到一年以後再配戴，這樣可以有效降低其中的放射性強度。

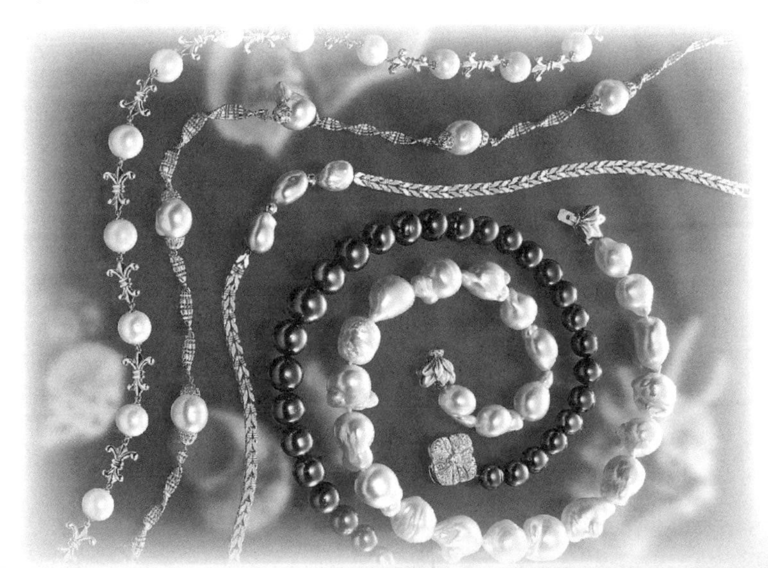

健康升級

我們配戴首飾，就需要知道一些清洗首飾的小方法：

⑴保護黃金飾品的光澤：可以在上面薄薄地塗上一層指甲油；也可以用牙膏擦拭或用滾熱的濃米湯擦洗。還可以用食鹽兩克，小蘇打七克，漂白粉八克，清水六十毫升，配製成「金器清洗劑」，清洗有黑色銀膜的金首飾。如果想使純金首飾歷久彌新，還可以用鹽和醋混合成清洗劑來清洗。

⑵鑲寶石戒指的清洗方法是：在花露水和甘油的混液中，用棉花棒沾溼後擦洗框架，然後用絨布擦亮戒指。但要切忌用刀片等銳器去刮擦首飾。

⑶把金首飾放入煙灰和相等量的菜油混合劑中擦洗，會使金首飾變得金光閃閃。

⑷當然，還可以送到一些正規的金飾店去，讓專門的技術人員用專業設備來清洗。

亂用化妝品小心毀了「容」

青春靚麗的王小姐原本皮膚光潔、柔嫩細膩，十分讓姐妹們羨慕。可是不知怎麼回事，幾個月前，臉上突然在一夜之間冒出來幾個痘痘，讓愛美的王小姐鬱悶不已。有一天，走進一家美容小超市，一位售貨員向她推薦一種剛上市的除痘化妝品，價格還便宜，效果也很好。這正和王小姐的心思，王小姐就毫不猶豫地掏錢買了下來。

結果，王小姐剛開始用的時候，果然小痘痘變小了不少。可是幾天後，王小姐照鏡子時發現臉上出現了紅腫的症狀，她以為是春天自己有些過敏，就沒有在意，繼續使用新買的除痘化妝品，可是，她的臉上竟然開始流黃水化膿，最後，整個臉部都潰爛了。一怒之下，王小姐將這家超市告上了法庭。

病毒掃描

據有關專家在化妝品不良反應監測中發現，很多化妝品中，為了使用效果，被生產廠商違法添加了激素類物質，這些激素類物質對人體有害，如果長期使用的話就會帶來很大的副作用。人的皮膚是很脆弱的，和藥物成分直接接觸就會產生各種不良反應。比如含抗生素的化妝品，不僅會造成臉部的過敏症狀，嚴重者還會導致內臟的損傷，給人帶來不可估量的危害。

還有的女性在停用化妝品後，導致皮膚上出現紅斑、丘疹、滲出、毛細血管擴張及色素沉澱等激素依賴性皮炎的產生。

另外，有些劣質化妝品根本就達不到國家強制的安全標準，甚至有些劣質化妝品還使用了禁用的化工原料，勢必對人體造成危害。

設置防火牆

愛美的女性在選擇化妝品的時候，不可圖便宜而胡亂使用化妝品，要記得妳的臉不是試驗品，不可隨便亂用，最好是選擇一些聲譽比較好的產品使用。因此，在購買化妝品的時候要注意以下幾點：

(1)注意購買正品。由於化妝品存在的巨大利潤，有些不法商人會生產仿冒假貨來賺取利潤。因此在購買的時候，要有防偽防劣意識，應仔細檢查化妝品有無商標、生產日期、生產企業名稱及衛生許可證編號等。並且還要注意化妝品包裝是否完好，內容物有無異味，有無形狀改變等問題。

(2)注意使用技巧。如果想購買一種從未使用過的化妝品，最好採取先買小包裝使用效果，然後再購買大包裝使用。而對於敏感型膚質的人，不妨拿著小包裝去醫院的皮膚科進行一下過敏測試，這樣就可以找到適合自己使用的化妝品，既安全又經濟。另外，化妝品買來後，不可無限期地使用，應根據有效期合理使用，否則過期的化妝品也可能毀妳容。

健康升級

不僅有些化妝品會對妳的容顏有害，日常生活中還有一些藥物如果不當服用，也會產生一些副作用，影響妳的容貌和形體。

⑴**影響容顏的藥物：**安眠藥、青黴素、四環素以及一些激素類的外用藥物，長期使用會導致臉部和四肢上的皮膚色素沉澱，出現皮膚萎縮和多毛的症狀；阿的平、利眠靈和促皮質激素，會引起皮膚過敏性皮炎和藥疹，以及「蝴蝶斑」的產生。

⑵**影響頭髮的藥物：**長期服用抗代謝製劑、呋喃類藥物和一些抗生素，以及過量服用消炎痛、阿司匹靈等，會導致掉髮，嚴重的還會導致全身毛髮脫落；服用氯喹會導致頭髮變白；一些雄性激素或女性服用的皮質激素，會導致多毛症和長鬍鬚。

⑶**影響形體的藥物：**腎上腺皮質激素長期服用的話，會使體內的脂肪大量堆積，進而形成向心性肥胖；女性長期服用雄性激素或安體舒通等藥物，會使乳房變得扁平或鬆弛；男性長期服用雌性激素的話，也會引起乳房的發育，變得更加女性化。

保鮮膜裹身減肥危害健康

最近去健身房健身，總會看到一些女性朋友在運動前，從包包裡拿出用做食物儲存的保鮮膜，往身上東纏西繞，更有一些「經驗之士」強烈建議在最想減肥的部位多纏上幾層，一直纏到密不透氣才好，然後到運動教室或跑步機上做一些劇烈運動，就能達到減肥的效果。

因此很多女性就在腰部、腹部，以及大腿等容易堆積脂肪的部位，包裹上厚厚的保鮮膜，有的悶上一、兩個小時，有的時間長的還會悶上三、四個小時。

一打聽，這個減肥法是一些追求瘦身的女性自創的保鮮膜減肥法。

病毒掃描

運動時將保鮮膜包裹在身上，是非常不舒服的，又悶又熱，不但達不到減肥的效果，還可能引發多種皮膚病，甚至會傷害到我們的健康。在運動中，用保鮮膜包裹住的身體某一部分會因局部溫度增高，消耗掉脂肪細胞和其他組織細胞的水分，而不是我們期待的脂肪。相反，如果長時間用保鮮膜包裹身體，無法散出的汗液就會積存在局部，容易引起溼疹、毛囊炎等皮膚病。並且保鮮膜本身是化學物品，容易引起皮膚過敏，對身體造成危害。

設置防火牆

減肥是一個大工程，貴在堅持，沒有什麼一勞永逸的速成方法。如果能掌握一些飲食減肥技巧，或許對正在減肥中的妳很有幫助，不妨一試：

(1)把妳制訂的減肥目標，寫在紙上貼在妳每天能看到的地方。

(2)水對於身體的功能是最基本的，且無熱量，是節食的最適合的飲料。所以要多喝水，每天喝七、八杯白開水為宜。

(3)要控制食物熱量與脂肪，要少吃鹽，飲食要清淡。吃飯時少吃些肥肉，增加點魚和家禽。

(4)在適度節食過程中，一定要「堅持」。在美味佳餚面前要節制食慾，適可而止。

(5)要適量吃些含纖維多的水果、蔬菜、全麥麵包。

(6)每天按計畫均衡安排自己的飲食，定時吃飯，不可濫吃。要減慢吃飯的時間，吃頓飯的時間不少於二十分鐘。

(7)請記住妳不是在減肥，而是在學習一種「生活的方式」，糾正以往的不良飲食和生活習

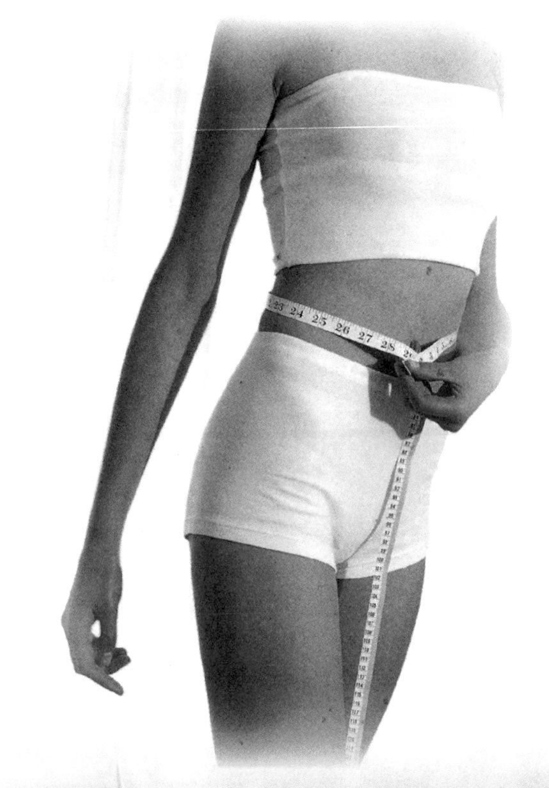

慣。

健康升級

我們在家會經常使用保鮮膜來包裝一些熟食，但在使用的過程中，有幾個問題大家需要注意：

(1)按照產品包裝上規定的溫度範圍使用。

(2)保鮮膜不要長期與食品直接接觸，以防保鮮膜內的有毒物質溶出。

(3)用保鮮膜加熱食物時，應在保鮮膜上留下縫隙或扎幾個小孔，防止因氣體膨脹而使保鮮膜爆破。

(4)熟菜放入冰箱中存放，必須等菜完全冷卻後，再蓋保鮮膜，這樣會起到保護維生素C的作用。

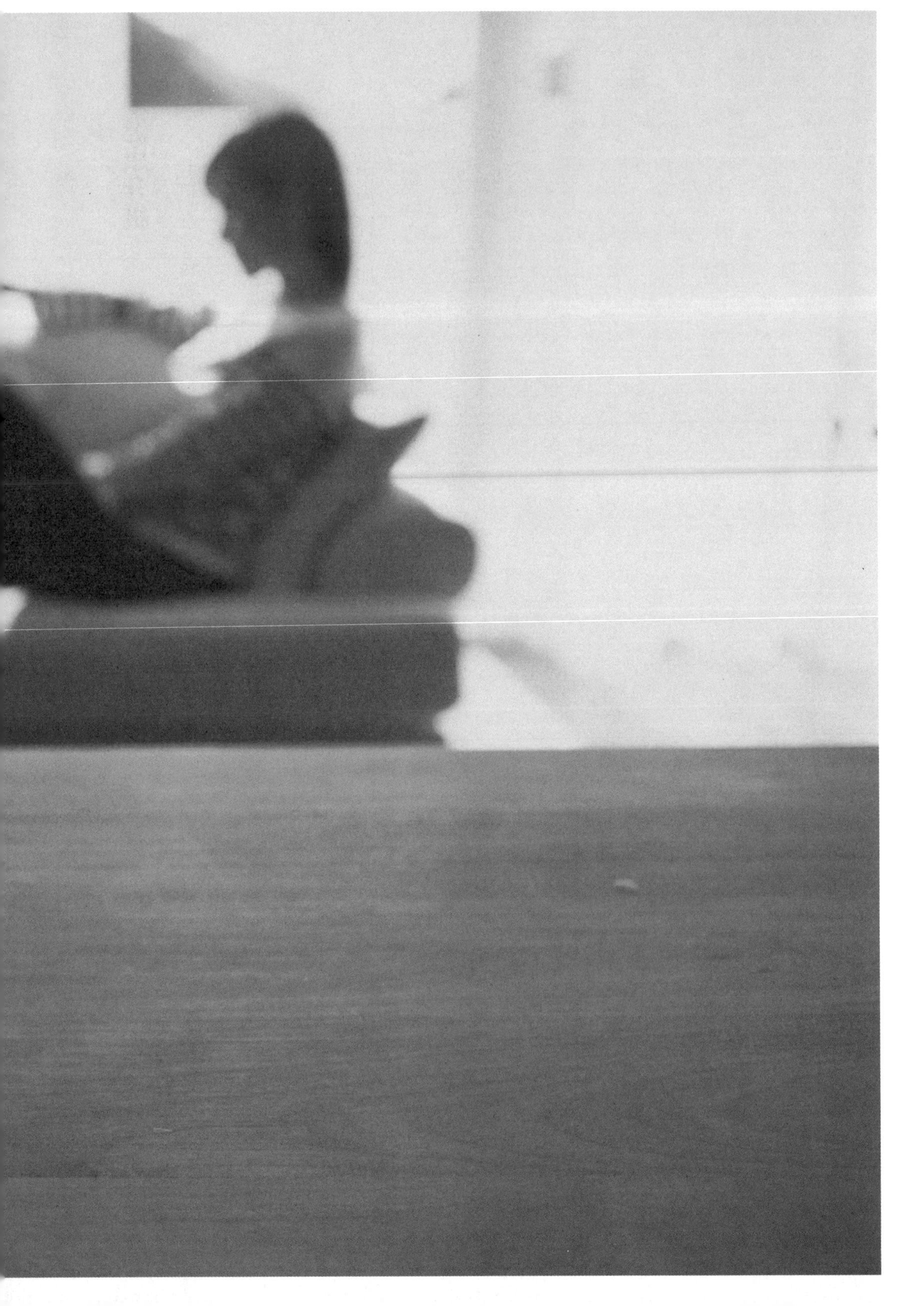

5

用藥

——小心藥物變成「毒」物

Part 1

小心服藥不當毒害健康

乾吞口服藥物害處多

章某是一名開計程車的司機，有胃痛的老毛病。平時出車就把藥放在車裡，再帶上一個保溫瓶。有一次藥吃完了，他就到就近的藥房去買了一罐，回到車裡後發現水忘記帶了。為了省時間多跑一趟，他乾脆就倒出藥乾吞了下去。當時這個司機只是覺得喉嚨有點難受，也就不太在意。

晚上回到家以後，他就感到胸口發悶。本來想喝口熱水沖一沖，結果疼痛難忍。不得已他就到醫院去做了檢查，醫生告訴他是得了食道炎。

病毒掃描

在人的食道裡，有三個生理性十分狹窄的部位。乾吞藥物就有可能會卡在食道裡，進而引起胸口發悶疼痛、吞嚥困難，最後導致食道潰瘍或炎症。甚至某些藥物的刺激性太強，還會造成胃穿孔。同時，乾吞藥物延緩了藥物溶解的速度，使藥物中的有效成分不能即時被人體吸收。如果是膠囊的話，藥物發揮效用的時間

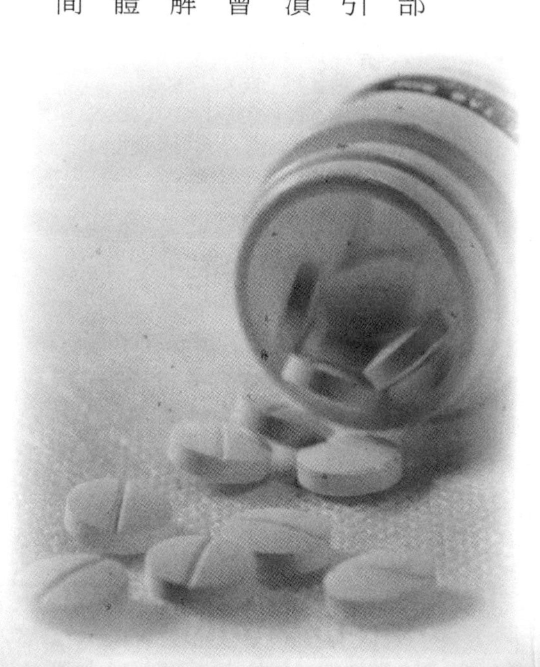

就會更慢。

設置防火牆

生活中常見的藥物，比如阿司匹靈、強力黴素、四環素、多西環素、氯化鉀、保泰松等，乾吞會對食道有很強的刺激腐蝕作用，容易對身體造危害。因此，藥物最好是用白開水沖服，水能夠對藥物起到溶解稀釋的作用，既能加快人體對藥物的吸收，又減少了藥物對消化道的刺激。此外，多喝水還能清除體內積垢的毒素，使其更快排出體外。

健康升級

藥物雖然不能乾吞，但有些藥物卻需要先嚼碎後再吞下。生活中最常見的此類藥物有：維生素類藥、退燒藥，以及治療胃部疾患的氫氧化鋁、硫糖鋁、三矽酸鎂等，但這些藥物經咀嚼後，仍需要用少量溫開水送服。

另外，還有的藥物在服用的時候需要多喝水。例如平喘藥、利膽藥、抗痛風藥、抗尿結石藥以及部分磺胺類藥物等，需要在服用的時候多喝水，其目的就是為了提高腎血的流量，增加血容量，以此來幫助稀釋尿液，降低尿液中鹽類的濃度，進而避免尿鹽沉積的產生。

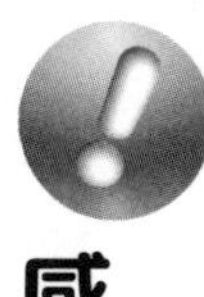

感冒藥與酒同服瞬間變毒

鄭先生在與同事喝完酒後回到家裡，感到頭痛難受，起初還以為是感冒了，就服用了一顆感冒藥。沒想到服藥之後情況更加惡化，後來送到醫藥，經過檢查才知道是藥物中毒，多個臟器功能已經衰竭。在幾個小時的搶救之後，醫生宣告回天乏術，悲劇已經無可挽回了。

病毒掃描

大多數的感冒藥中，都含有一種成分叫做撲熱息痛，化學名又叫對乙醯氨基酚。這種成分進入人體後，主要集中在肝臟部位，少量服用並不會對人體造成明顯危害，它所含有的毒素會被肝臟裡的谷胱甘肽分解。但是大量攝入的話，就會嚴重刺激肝臟，導致肝細胞壞死，甚至讓你送掉性命。

一般來說，感冒的時候飲酒並沒有多大的危害，可是如果同時服用感冒藥，兩者反應後就會立即發生毒變，頃刻間使人喪命。另外，撲熱息痛還會造成腎細胞的壞死，破壞大腦神經系統和骨髓的造血功能，長期服用對人體危害巨大。

設置防火牆

撲熱息痛對治療發燒症狀有很好的效果，只要合理適量地使用，就可以避免副作用的產生。

因此在服用此類藥物的時候，最好向醫生諮詢清楚，謹慎服藥。此外，還要注意在服用撲熱息痛的同時千萬不要飲酒，也不要喝一些含有酒精的飲料等。

因為撲熱息痛對肝臟及腎臟功能有很大的危害，所以肝臟疾病和腎臟疾病的患者，不宜再服用這種藥物，否則會對臟器功能造成更大的損害。

健康升級

撲熱息痛不宜長期服用，它本身的副作用十分明顯，比如噁心、嘔吐、腹痛等，假如出現這些症狀，以及咽喉腫痛、頭痛皮疹時，一定要即時請醫生診治。另外，在感冒的時候一定要遵照醫生的囑託，對症下藥，用藥不可過量，不能自己隨意買幾種感冒藥私自服用。

感冒通、複方阿司匹靈等藥物，會引起虛脫過敏、粒細胞減少等症狀，不宜兒童服用。因此在兒童感冒時，一定要選那些專為兒童設計的感冒藥。

膠囊裡的藥倒出來服用後果嚴重

有些人在服用膠囊時，尤其是給兒童服用的時候，因為擔心膠囊裡的藥物成分不易吸收，而將粉末倒出來直接沖服。結果出現一些不適症狀，比如嘔吐、噁心等。

病毒掃描

(1)將藥物裝在膠囊裡面，並不是為了方便服用。有些藥物帶有很濃重的苦味甚至臭味，用膠囊包起來以後就可以掩蓋住這些令人難以忍受的氣味。如果沖服藥末就會引起嘔吐、噁心的症狀。另外，外面的這層膠囊，還能避免藥物對口腔黏膜和胃壁產生刺激，因此不宜剝開服用。

(2)有些藥物只有到達十二指腸時，溶解才能發揮藥效，因此就需要製成腸溶膠囊。而將膠囊剝開後，藥物的成分在到達胃部的時候，就可能被破

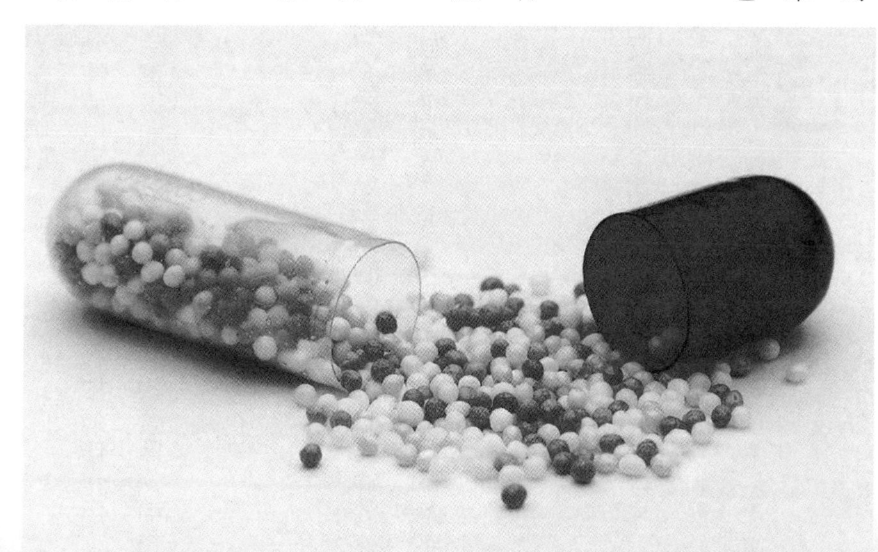

壞掉了，同時藥物還會對胃產生刺激，嚴重的還能引起胃出血。

(3)有的藥物在進入人體後，需要慢慢將其中的有效成分釋放出來，這樣才能發揮最佳作用。因此膠囊的使用就起到了一個暫緩的目的，假如去除膠囊則會影響藥物成分的發揮，引起身體不適。

設置防火牆

一般來說，在服用膠囊時一定要完整的吞服，尤其是那些含有抗生素的藥物，以及緩釋膠囊和腸溶性的膠囊，千萬不能剝開使用，否則會對胃產生強烈的刺激。如果確實感到服用困難的話，也應該在醫生的指引下，正確使用。

健康升級

(1)不能用熱水沖服膠囊藥。膠囊主要是由骨明膠或豬皮明膠製成的，遇到熱水以後很容易就會被溶化，而黏在喉嚨或者食道裡，對人體健康產生不利影響。因此在沖服的時候最好選擇冷水，不宜使用熱水和果汁。另外，消化藥、維生素、止咳糖漿等藥也不宜用熱水送服。

(2)不能用飲料服藥。如汽水、果汁等酸性飲料會使尿液酸化，如果用來沖服磺胺類的藥物，就會導致尿中出現血尿和結晶的症狀，如果是同服紅黴素的話，會對藥物進行分解，而使藥物完全失效。不僅如此，如果將飲料與阿司匹靈等藥物同服的話，會加重腎臟的毒性；用可樂同服一些解熱鎮痛以及對腸胃有刺激作用的藥物時，會加重藥物會腸胃道的損傷，嚴重的還可能導致胃出血。

(3)不能用茶水服藥。因為茶水中含有大量的鞣酸，鞣酸與人體中的鐵混合後會形成鞣酸鐵沉澱，這不僅會大大減少人體內的鐵質，還會將形成的沉澱積聚在腸胃裡，進而導致人們出現腹痛、腹瀉等副作用。因此，一些治療缺鐵性貧血的藥物，千萬不能用茶水來送服。另外，生物鹼與茶水中的鞣酸結合後也會造成沉澱，進而影響藥效的發揮。所以，像胃舒平、黃連素、阿托品等含有生物鹼的藥物，也不宜用茶水來送服。

(4)咖啡、牛奶、豆漿中含有多種化學成分，這些化學成分與藥物反應後就會影響藥效的發揮，還可能產生毒副作用。因此，不宜用這些飲料來沖服藥物。

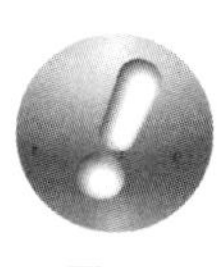

服某些藥的時候慎吃柚子

有一位高血脂病人，就醫治療後，醫生給他開了一些口服藥，同時還檢查出在他體內存在著一些能誘發心臟病的因素。因此醫生囑託他一定要鍛鍊身體，多加注意平常的飲食。他按照醫生的囑託去做，幾個月過去了，一切安然無恙。

這位病人平時很喜歡吃柚子。當柚子上市以後，他每天都必須吃上幾個，同時還要喝上幾大杯鮮美的柚子汁。然而不久，有天夜裡他發起了高燒，並且感到渾身痠痛。家人急忙將他送去醫院搶救，結果還是去世了。

病毒掃描

柚子中含有一種活性物質，這種物質對人體腸道中的酶會產生抑制作用。實驗發現，如果一個人在喝了柚子汁之後服藥的話，人體內的血藥濃度就會比平時增加幾倍甚至幾百部，並且柚子汁的這種作用持續的時間很長，在二十四小時之內都會對血藥濃度產生很大的影響。

柚子中的成分還會與很多西藥發生不良反應，比如在吃柚子之後服用抗過敏的藥物特非那定後，兩者間的相互作用就有可能引起心律不整，嚴重的甚至還會導致致命性的心室顫動。

再者，柚子還會阻礙女性對避孕藥有效成分的吸收。如果女性在服用避孕藥後，吃了柚子或是喝了柚子汁的話，就有可能導致避孕失敗。

設置防火牆

柚子在人體的作用時間很長，所以，在服藥之前的三天和服藥之後的六小時內，都不宜吃柚子或喝柚子汁。另外，在服用一些抗抑鬱的藥物時，也不宜吃柚子等柑橘類的水果，否則會使藥物達到背道而馳的後果，變得過分激動甚至更加的無精打采。

健康升級

柚子會與很多西藥發生不良反應，比如抗腫瘤藥物、紅黴素以及口服避孕藥等。目前副作用比較明顯的有以下幾種，在服用的時候要特別注意：

(1)免疫抑制劑類的藥物，比如環孢素等。

(2)他汀類（Statins）的藥物，比如血脂康、舒降之等。

(3)抗組胺類的藥物，比如特非那定等。

(4)鈣拮抗劑類的藥物，比如尼莫地平、費樂地平等。

(5)安定類的藥物，比如佳樂定、舒樂安定等。

用眼藥水不要誤入歧途

眼睛是人們心靈之窗，人們對外界資訊的攝取絕大部分都是透過眼睛來完成，因此，眼睛是人們最寶貴的感覺器官，但同時也是最脆弱的器官。

在這個電腦、電視普及的時代，人們享受著科技帶來的方便快捷的同時，也給眼睛造成了或大或小的傷害。輕者眼睛痠脹、乾澀、眼球疼痛等，重者就直接造成近視眼、乾眼病、慢性結膜炎等疾病，不管是青少年還是上班族的白領們，深深受到一系列眼睛疾病的困擾。

因此，很多人便隨身攜帶一瓶眼藥水，稍感不適就會隨便點上幾滴，甚至報紙、電視上也紛紛推出眼花撩亂的眼藥水廣告。殊不知，如果眼藥水使用不當，非但救不了你的眼睛，只會對自己的眼睛造成更大的危害。

病毒掃描

長期使用眼藥水對眼睛有害無益，因為絕大多數的眼藥水裡都含有防腐劑的成分，這種成分會損傷眼結膜的杯狀細

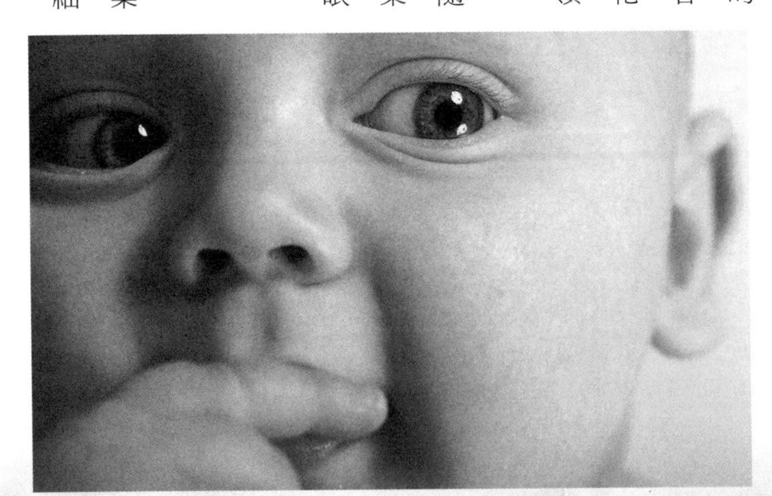

胞，不加節制的使用就有可能引發乾眼病，導致眼睛常有乾澀和異物感。當眼睛出現不適的時候，點幾滴眼藥水確實會有瞬間的清爽感覺，但長此下去就會對眼藥水形成依賴感，而造成惡性循環。

另外，眼藥水也並不是絕對安全的。像抗菌素的眼藥水，長期使用的話就有可能引起非致病菌性角膜炎和結膜炎；而類固醇激素類的眼藥水則會導致青光眼，嚴重的還可能造成視覺功能的完全喪失。此外，也有人可能會對眼藥水中的某些成分發生藥物過敏反應，進而危及自身健康。

設置防火牆

平時注意保護眼睛，盡量少使用眼藥水，如果必須使用眼藥水的話，尤其是對藥物有過敏反應的人，在使用之前一定要向醫生諮詢清楚，不可過量或幾種眼藥水同時使用，如果必須使用兩種不同的眼藥水，兩者使用的間隔時間最少也應該在五分鐘以上。另外，眼睛結膜囊內的容積是有限的，不要認為眼藥水使用越多效果就會越好，每次滴上一滴就可以起到治療的效果了，多了反而是浪費。

使用眼藥水的正確方法是：頭稍微往後仰，同時目光向上翻轉，用手指輕輕的向下撥開眼瞼。滴上眼藥水之後，最好用棉棒在內眼角處輕輕按壓一、兩分鐘，這樣可以防止眼藥水流入鼻腔。

健康升級

日常生活中要注意保護眼睛，一般情況下，在長時間的閱讀和使用電腦之後，人的眼睛出現不適反應是屬於正常現象，因此看書或上網一個小時後，就盡量站起來休息十分鐘，在這休息期間可進行望遠或做做眼睛保健操，或者觀賞一下綠色植物有利於放鬆眼部肌肉。

另外，不妨多吃一些新鮮的蔬菜和水果，這樣可以幫你有效預防角膜乾燥、眼乾澀、視力下降甚至夜盲症等眼病。如果一旦出現眼睛不適後，經過長時間休息也不能緩解症狀，則有可能出現了眼睛疾病，應該盡快到醫院檢查。

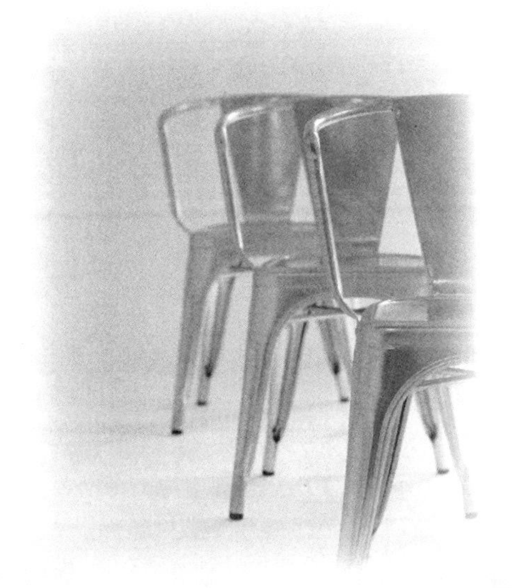

自行混合亂用藥會丟了性命

大家一定還對《斷背山》中的恩尼斯記憶猶新吧？這位二十八歲的澳洲男演員希斯．萊傑在好萊塢也算是一名璀璨的明星，然而二〇〇八年卻被人發現意外地死在了自己的家中。

根據有關部門的調查報告，希斯．萊傑是死於急性中毒，而引起中毒的緣由正是他同時服用了六種不同的止痛藥和鎮靜劑，據法醫鑑定發現，這些藥中有兩種藥力很強的止痛藥、兩種抗焦慮藥物、兩種催眠藥，就是這些藥將年紀輕輕的希斯．萊傑送去見了上帝。

其實，對於混合用藥，希斯．萊傑並不是第一人，也不是最後一個。在現實生活中，很多人對混合用藥的危害並不知曉，儘管可能不會像希斯．萊傑那樣丟了性命，但卻會給身體帶來很大的毒副作用。

病毒掃描

幾種藥物在同時服用的時候，藥物中的成分之間會相互作用，進而使藥物的療效降低，甚至有可能引起毒副作用。下面列舉生活中常見的幾種不宜同時服用的藥物：

(1) **利福平、異煙肼與安眠藥：**利福平和異煙肼是抗結核的藥物，和安眠藥同時服用就會引起毒性反應，甚至導致藥物性肝炎和肝細胞壞死。

(2) **消炎藥與阿司匹靈：**兩者藥物都有退燒止痛和抗風溼的效果，但是同時服用就會加重腸胃道的壓力，容易引起胃出血和穿孔。

(3)磺胺脲類降血糖藥與氯黴素：兩者同時服用會導致磺胺脲類降血糖藥在血液中的濃度升高，進而引起低血糖。

(4)**中藥與西藥同時服用也會產生很大的副作用，嚴重的還能使人喪失生命。**比如，若將中藥中的六神丸、益心丹和西藥中的奎尼丁、心律平同時服用，就很可能導致心臟驟停，發生生命危險；蛇膽川貝液和杜冷丁、嗎啡合用，則也會使人呼吸衰竭，造成嚴重後果。

設置防火牆

首先，在購買藥物的時候，要注意每個藥物一般都會有兩個名稱，通用名和化學名，並且有些藥品即使是同一種，但由於不同廠商和不同的劑型也會有不同的名字，因此，在購買藥物的時候，一定要認清藥品，避免發生重複用藥的狀況。

其次，在平時服用藥物的時候，一定也要加強注意：按照醫生的囑託服用，不要擅自增加或者減少藥量；在服用前仔細閱讀藥物的說明書，注意此藥物的禁忌以及可能引起的毒副作用；需要幾種藥物同時服用的情況一定要先向醫生諮詢清楚，切不可自作主張。

健康升級

生活中，往往有迫不得已同時服用多種藥物的時候，比如高齡或者複雜的高血壓患者，就因為病情有可能會服用很多降壓藥物，這樣的話，就應該注意以下幾個事項：

(1)**精心護理**。由於藥物種類較多，老年人年齡較高，所以在服藥的時候，最好就要有專人管理，按照早、中、晚不同的服藥時間分成幾包，按時給老人發藥，以此來避免老年人因為健忘而錯服藥物。

(2)**掌握不同藥物的不同作用**。因為每種藥物的作用不同，因此在服用的時候，就要注意了，比如老年人有前列腺肥大疾病，服用了α受體阻斷劑，而α受體阻斷劑本身就有降壓作用，如此一來，就不要再給老人吃別的降壓藥了，而且要注意血壓降的是否合適。

除了以上兩點，最好給老人找到固定就診的醫生，這樣就能保證醫生開藥時瞭解老年人正在服用的所有藥物，以此來避免重複和不恰當的藥物搭配。

牛黃解毒丸解毒也致毒

牛黃解毒丸是一種非處方類的藥物，因為購買方便，在日常生活中使用非常廣泛。比如我們什麼時候出現上火了，嘴裡長瘡了，牙齦腫痛了，便祕了，都可以吃點牛黃解毒丸來解決問題。

但是，假如長期服用牛黃解毒丸的話，往往非但解不了毒，還有可能引起一些副作用甚至導致中毒。

病毒掃描

牛黃解毒丸中含有雄黃和大黃，它們的主要成分是硫化砷，大量服用就會導致砷中毒。其中的雄黃會損傷神經和血管，還能引起腎、肝、脾以及心肌的脂肪變性、壞死甚至致癌；大黃會干擾膽紅素的代謝途徑，進而導致黃疸。同時還會引起肝細胞退化、前列腺上皮肥大或者增生。

牛黃解毒丸所引起的常見副作用，有全身皮膚丘疹斑塊、瘙癢，口腔、食道、胃糜爛、黏膜腫脹出血，呼吸急促、胸悶等。

此外，長期服用牛黃解毒丸，還可能導致慢性重金屬中毒，主要症狀表現為毛髮脫落、皮膚角質化以及神經感官異常等。

設置防火牆

牛黃解毒丸只有短期緩解症狀的作用，因此只有在上火比較嚴重的時候才能服用，比如牙痛、便祕和口舌生瘡等。

在服用牛黃解毒丸時，一定要按照醫生的囑託，不能隨意增加和減少藥量，同時也不要擅自服用。開始的時候劑量可以稍微大一些，比如一次三至五顆，每天三次。但是隨著症狀的減輕，藥量也應該慢慢的減少下去。此外注意服用的週期不要太長，最好不超過一週的時間。

健康升級

治病不如防病，因此如果我們生活中注意以下幾個方面，就可以有效防止「上火」症狀的發生：

(1)規律生活。保持正確、規律的生活作息，定時定量進餐，不暴飲暴食或一頓不吃，一頓大吃。

(2)多吃清火食物。日常生中，新鮮的綠葉蔬菜和水果都有良好的清火作用，像胡蘿蔔、黃瓜、柳丁等，都可經常食用。

(3)保持平和心態。如果心情不好，情緒受到刺激往往會發生「上火」症狀。

(4)一旦「上火」，就要遠離辛辣食物，戒酒戒菸，杜絕熬夜，並注意保持口腔衛生，常漱口，多喝水，一般情況下，幾天之後症狀就會得到改善。

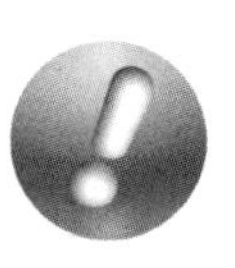

用藥姿勢不正確也有危險

有的父母在餵孩子吃藥的時候，喜歡讓孩子躺在床上。這種姿勢是不正確的，非但起不了有效治療疾病的目的，甚至還會對身體的健康造成一定的危害。

病毒掃描

當我們躺在床上服用藥物時，食道的長軸處於水平位置，因此只有一半的藥物才能到達胃裡，而另外的一半則會在食管中溶化，甚至是黏附在食管壁上。這樣不僅降低了藥物的療效，還會引起食管發炎或者潰瘍。假如是一些比較苦的藥物，尤其是粉劑藥物，則會使人在服藥時產生恐懼感，導致食道痙攣。另外，滯留在食道中的藥物會刺激食道黏膜，進而引起一系列病症。

設置防火牆

正確的服藥方法應該是採取站立的姿勢，在服藥以後多喝幾口水，不要立即躺下或者坐下，最好走動或者站立一分鐘，使藥物完全的進入胃裡。

臥床的病人則可以選擇坐式，而心絞痛的病人則可以坐在椅子上服藥，以免出現暈眩、昏厥的症狀。

健康升級

除了服藥要注意正確姿勢外，其他用藥也要採取正確的姿勢，才能達到良好的治病效果：

(1)針劑一般都會選擇在臀部，病人可以採取俯臥或側臥的姿勢，可以使肌肉得到放鬆，也易於藥液的分散和吸收。如果採取站姿的話，則臀部的肌肉處於緊張的狀態，很容易出現斷針或者彎針的後果。

(2)使用滴耳液要將頭歪向一側，使外耳道口向上，然後輕輕地拉下耳垂，將藥液緩緩滴進耳朵內。

(3)使用滴鼻劑時，應該採取仰臥或坐立的姿勢，將頭盡量的向後仰，然後將滴管對著鼻孔把藥液滴進去。滴完以後要用手指輕輕的揉幾下鼻翼，使藥液盡快的散開，並保持滴藥的姿勢兩分鐘。

(4)在給幼兒餵藥時，應該將幼兒抱起同時將頭歪向一側，用小勺緩慢的灌入。千萬不可太過魯莽，否則會使藥物進入氣管，導致窒息。

服藥不忌口壞了大夫手

趙女士罹患了慢性潰瘍性結膜炎，大便裡常常帶有膿血。於是去看中醫，醫生開了方子，她抓藥後煎藥服用，症狀慢慢減輕了。這時候，家人做了一頓香噴噴的桂皮燉狗肉給她補身，可是狗肉吃完了，惱人的結膜炎又復發了。

病毒掃描

俗話說「吃藥不忌口，壞了大夫手」。這是因為有些藥物在與某類食物相互作用後，之中的成分相抵消或重新結合，進而降低了藥物的療效。嚴重的還會產生一系列的副作用，甚至是引起其他的病症。比如有個患了感冒的小孩，在服用銀翹散以後，又吃了帶魚罐頭，結果出現了噁心嘔吐的反應。因此，在服用期間一定注意相關的忌口問題。

設置防火牆

關於一些常見疾病和相關的忌口，列舉如下：

(1)服發汗藥的病人，應忌食醋和生冷的食物。

(2)熱性病應忌食辛辣、香燥和油炸的食物。

(3)傷寒、溫溼病患者，應忌食油膩比較重的食物。

(4)頭昏失眠和性情急躁的人，應忌食辛辣的食物。
(5)肝陽、肝風、癲癇、過敏、痛風病人，應忌食發物。
(6)水腫病患者，應忌食固硬、油膩及生冷的食物。
(7)陰虛陽亢、血症和皮膚溼瘡的病人，應該忌食辛辣的食物。
(8)腸胃功能比較弱的人，應該忌食油膩和黏滑的食物。
(9)消化不良和腹痛、腹瀉的人，應該忌食生冷的食物。
(10)紅腫熱痛的外科瘡瘍，應該忌食牛、羊、魚、蟹等食物。

健康升級

大人服藥有禁忌，小孩子服藥更要注意，尤其是嬰幼兒服藥，尤其是劑量的控制和用藥技巧上，都需要一定的科學方法：

(1)劑量要準確。由於小嬰兒年齡尚幼，身體發育不全，因此，在給小嬰兒用藥的時候，劑量是否準確是影響療效的主要因素之一。目前被大家採用較廣的方法是公斤體重法，這樣可以簡便易行地計算出孩子服用藥物的準確劑量。而對於稍大些的兒童，則不宜超過成人的用量，即以成人劑量為限。另外，還要綜合具體情況考慮，如患兒的年齡、病情程度等，都是需要考慮的因素。

(2)注意用藥技巧。嬰幼兒不會吞嚥、藥丸或膠囊劑等藥物，因而常用藥粉、藥水、糖漿劑等。在給幼兒服用藥粉的時候，可黏在母親的乳頭上或奶瓶嘴上，在給孩子吃奶時使他服下，也可拌糖水餵服；特別苦的藥如黃連素等，可摻入一點糖，減輕苦味，放入小勺內，並準備一些糖水，灌入孩子口內隨即服下；對油類藥物，如魚肝油滴劑、液體石蠟等，可滴於餅乾或饅頭等食物上，或滴在一勺粥內一起吃下。嬰幼兒則用滴管直接滴於口中，再餵糖水沖口。

(3) 孩子吃完藥，要盡量多喝水，這樣有利於藥物盡快到達腸胃，及早吸收，達到良好的治療效果，以盡快恢復健康。

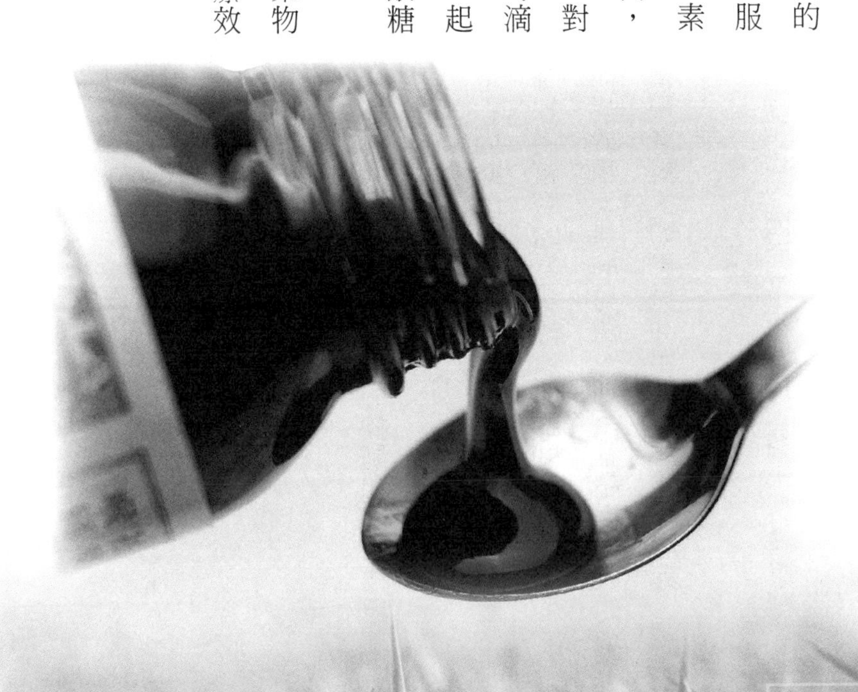

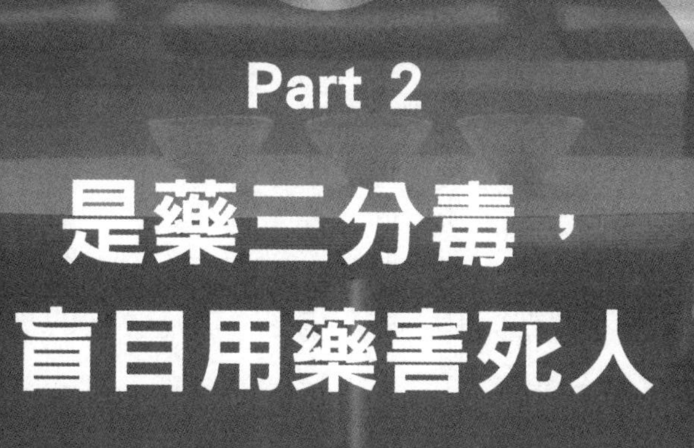

Part 2
是藥三分毒，盲目用藥害死人

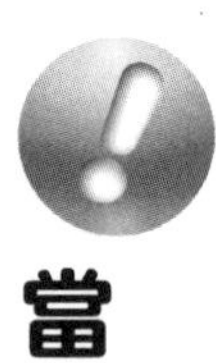

當心魚肝油中毒

魚肝油中含有豐富的維生素Ａ和維生素Ｄ，對人體的生長發育起著重要的作用，可以有效防治佝僂病、夜盲症和乾眼症等。維生素Ｄ還能促進人體骨骼的發育，對嬰幼兒大有裨益。因此，很多家長就把魚肝油當作孩子成長必需的一種補品。但其實魚肝油使用不當，或者過量服用的話，就會引起中毒現象。

病毒掃描

過量服用魚肝油引起中毒的原因，實際上是維生素Ａ和維生素Ｄ的中毒：維生素Ａ攝入過多就可能引起骨質疏鬆，長期過量服用的話還會使食慾不振、皮膚乾燥、頭髮脫落，以及骨骼和關節的疼痛；攝入過量維生素Ｄ會發生急性中毒，比如噁心、頭痛、腹瀉、多尿等症狀，甚至引起關節炎、動脈硬化、高血壓、腎結石和肌肉萎縮等痛症。

設置防火牆

適當服用維生素Ａ能夠增強人體的免疫功能，促進細胞再生，還能保護呼吸道、口腔、胃和腸道的黏膜，同時也有明目的作用。因此，維生素Ａ每日的適用量為0.8毫克。

維生素Ｄ對骨骼的發育十分重要，也能使牙齒變得堅硬，對炎症也有一定的抑制作用。維生素D每日的適用量為0.0005～0.01毫克。

如果發現過量使用產生中毒現象以後，應立即停止。如果是急性中毒，就應該到醫院去進行點滴注射或相應的對症處理。慢性中毒的症狀一般在停藥以後一至兩週內就會消失，但因為此時血液中維生素A的含量仍然處於比較高的水平，所以半年之內不宜再使用魚肝油，否則很容易導致復發。

健康升級

一般情況下，寶寶只要膳食均衡，無需額外補充維生素，但是由於現今工業的發展，導致食物在加工過程中，會添加一些食物添加劑，以及食物的過度烹調，或家長過於繁忙的生活節奏導致照顧寶寶不周，甚至一些不合理的飲食習慣等，都致使寶寶的日常膳食常難以達到均衡。況且，寶寶吃的大多是流質、半流質或糊狀食品，而且種類較為單調，如果寶寶不慎養成了偏食、挑食的習慣，那就更難保證寶寶營養素的攝入了。

因此，面對這種情況，家長應該就更難保證足夠的維生素。補充維生素的時候應該掌握以下幾個原則：

(1)寶寶缺什麼，才補什麼，缺幾種補幾種，如果寶寶不缺的營養，就不要額外補充。否則過量補充，反而對寶寶有害無益。

(2)給寶寶補充維生素，停停補補。也就是說，給寶寶補充維生素不能一直長期服用，應該採取間斷性地補充。因為長期各類維生素會致使身體產生依賴性，不僅會降低寶寶機體對食物中維生素的吸收率，而且一旦停止補充，還會導致寶寶出現維生素缺乏症。因此，無論給寶寶補充哪類維生素，都最好停停補補，即補一段時間，停一段時間即可。

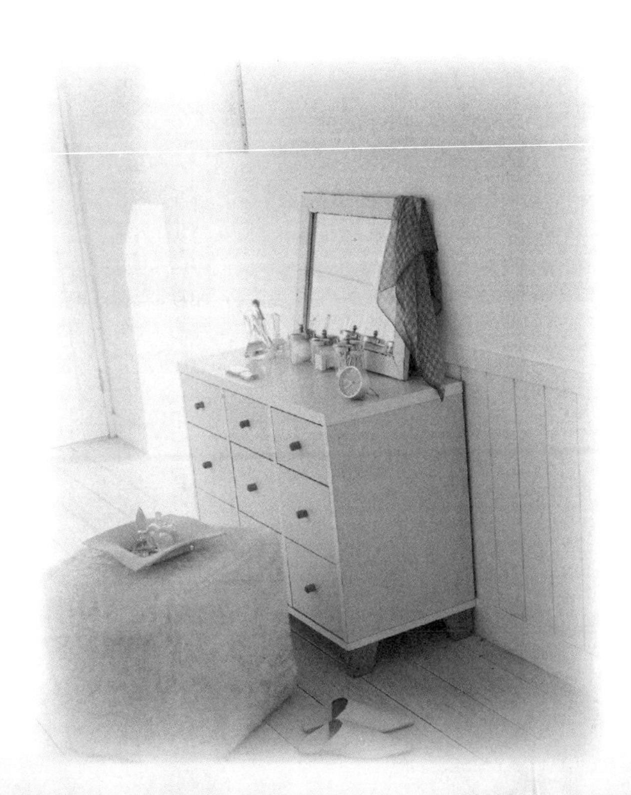

安眠藥並非人人可服用

隨著生活節奏的日益加快，都市人們都處於一種緊張的狀態之中，再加上受到各種身心因素的影響，失眠的人群越來越多。因此很多人一睡不著覺就習慣性的吃上幾顆安眠藥，久之，危害就出現了。

病毒掃描

在大多數失眠的人當中，有些並非是真正的失眠症患者，大多的失眠現象都是具有心理障礙或者其他一些相關的疾病所致。如果不管何種情況，都不加節制地使用安眠藥來幫助入睡的話，肯定會受到安眠藥副作用的長期毒害。

常用的安眠藥中，含有苯二氮卓、比如安定、舒樂定等。這些藥物有很好的催眠效果，但是醒來之後卻會出現頭昏腦脹的現象，使注意力無法集中，即所謂的「宿醉」。長期使用的話，就會影響正常的工作和生活。

另外，在長期服用安眠藥之後，會對安眠藥產生依賴性，形成藥物上癮，不自覺的又會

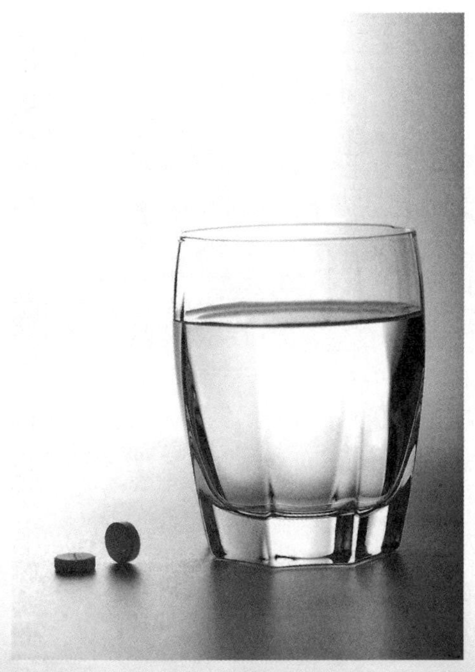

加大安眠藥的劑量。假如突然停藥的話，人體就會出現一系列的不適症狀，比如噁心嘔吐、頭痛頭暈等，以致影響了生活的品質。

除此之外，如果老年人長期服用安眠藥，還會造成記憶力減退、反應能力下降等副作用，甚至還可能發展成老年癡呆症。

設置防火牆

(1)服用安眠藥出現「宿醉」現象的時候，可能並不是真正的失眠疾病所致，可以嘗試去做一下心理治療。

(2)服用安眠藥出現噩夢不斷的情況時，可以試著換其他的藥物來使用，做噩夢的症狀可能就會出現緩解。

(3)服用安眠藥的過程中不能驟然停藥，應該慢慢將藥量減下來，以免身體由於突然的變化而引起不適甚至疾病反應。

(4)隨著年齡的不斷增長，人的睡眠時間也會逐漸的縮短。因此老年人不宜在睡眠不好的情況下輕易服用安眠藥。

健康升級

失眠不一定非要服用安眠藥才會有助於睡眠，其實生活中的一些良好的習慣，也可以產生有效防治失眠症狀的效果，不妨一試：

(1)養成良好的作息習慣。爭取每天晚上十點洗漱、睡覺，早上不要賴床。早睡早起，就會擁有良好的睡眠。

(2)良好的睡眠氛圍。彈簧床並不利於睡眠，應該選擇木板材質為宜。枕頭的高度為六至九公分，這樣才能保證睡眠的品質。

(3)良好的飲食習慣。百合、蓮子、牛奶、小麥等都具有寧心安神的作用，在飲食中多添加一些這類食物，可以對睡眠起到很好的促進效果。

濫用激素不利健康

小王一年前罹患了風溼性關節炎，到醫院診斷後，開始服用大劑量的激素藥，才總算控制住了病症。後來，只要自己的關節痛一發作，小王就去藥店購買一些激素服用。誰知道幾個月後，她的兩髖開始出現疼痛的症狀，並且逐漸的加重，不得已她只得來到了醫院。

醫生在檢查之後告訴她，她的股骨頭已經出現了壞死，而壞死的原因正是由於長期服用大量的激素所致。

病毒掃描

儘管激素的適量使用能夠起到緩解病情的作用，為其他醫療措施及抗菌藥物的發揮創造條件。但是，長期大量使用此激素的話，就會引起一系列的不良反應：

(1)由於激素具有較強的免疫抑制作用，削弱機體的抵抗力，進而誘發皮膚、肺、腸道及泌尿系統的感染。

(2)由於激素具有排鉀保鈉的生理功能，因此常常會引起低鉀血症，如果大劑量應用還會出現肌肉麻痺，甚至還會出現心力衰竭。

(3)長時間、大劑量地應用激素，容易引起腎上腺皮質功能不全，甚至出現腎上腺皮質危象。

(4)大量使用激素藥還會出現食慾增加、噁心、腹脹、消化性潰瘍、急性胰腺炎等。

(5)大量激素由於會使機體處於負氮平衡狀態，容易導致肌無力、肌肉萎縮、骨質疏鬆等症狀，甚至可導致出現病理性骨折或股骨頭缺血性壞死。

(6)如果兒童經常使用激素，會影響兒童生長發育；孕婦使用激素還可透過胎盤影響胎兒，導致胎兒在子宮內發育輕度遲緩，甚至導致胎兒畸形。

除了以上情況外，濫用激素的後果還會導致一些皮膚症狀，如皮膚萎縮，出現瘢瘡等，還會引起青光眼、白內障，在精神上還會導致出現有激動不安、定向力障礙活表現為抑制等。

設置防火牆

要想防止激素對健康的危害，在廣泛應用激素的今天，不僅要讓激素為我們正確所用，幫助解除病痛，還要積極防止不良反應，杜絕濫用現象的發生，這就需要醫患雙方共同努力。

(1)身為醫務工作者，要嚴格掌握應用激素的適應症，絕不能為病人濫用激素。

(2)病人要杜絕求快求好心理，切不可將激素當成拯救病痛的「靈丹妙藥」，自行混亂購買或加大劑量使用。

(3)在使用激素治療疾病時如果症狀得到好轉，就應該即時的停止使用。如果在使用過程中出現任何不良反應，都應即時就醫，把不良反應減少至最小，杜絕嚴重不良反應的發生。

健康升級

能不用激素藥治療的疾病，就不要使用激素藥，以此盡量減少激素藥對人體的副作用。因此，在以下疾病中，可不使用激素藥就可以治療痊癒，應當引起注意。

(1)足癬、股癬等皮膚病不宜使用激素。這類疾病是由表皮癬菌引起的，激素類的藥物只能暫時的控制炎症，起到止癢的作用，卻不能直接殺死或者抑制這些癬菌。並且長期使用的話，還會使病症加重，造成癬菌的擴散。膿皰瘡、癤以及化膿性皮膚病也是由細菌引起的，同樣不宜使用激素，否則也只會使病情加重，無法徹底治癒疾病。

(2)痤瘡和脂溢性皮炎也不宜使用激素。痤瘡很容易發生感染，病變成膿包或者炎症性的結節，此時使用激素，有百害而無一益。如果將激素長期用於臉部的話，還會造成皮膚萎縮、色素斑、皮膚老化、毛細血管擴張等病症。

(3)嬰幼兒不宜使用激素。嬰幼兒的皮膚比較嬌嫩，如果長期使用激素的話，就會引起腎上腺皮質功能抑制，後果不堪設想。

(4)對於婦女孕期者，以及糖尿病、高血壓、潰瘍病、精神病、癲癇和骨折的病人，也不宜使用激素藥。

板藍根不是「保險藥」

為了預防流行性感冒，小明的媽媽就給他服用了兩個星期的板藍根沖劑。誰知道本來身體好好的小明，卻突然出現了嘔吐、頭昏、胸悶等症狀，急得媽媽趕緊將他送到了醫院裡。醫生問清楚情況以後，就叮嚀小明的媽媽不要再給他服用板藍根。結果幾天之後，小明就好了。

病毒掃描

板藍根具有清熱解毒的作用，本身的副作用也不是很大。但是長期使用的話，就會積藥成疾。尤其是兒童的抵抗力比較薄弱，很容易引起過敏反應，嚴重的還會對消化系統和造血系統造成損害。

板藍根所引起的過敏反應主要表現為嘔吐、胸悶、頭昏、四肢麻木以及紅疹、皮疹等，嚴重的還會導致休克，繼而危及生命。

設置防火牆

板藍根不能濫用，尤其是對於兒童，應該掌握住正確的劑量，切記不要長期且大劑量的使用。成人的劑量一般是每日十克左右，五到七天一個療程，而兒童的劑量則要減半。假如在用藥的過程中有過敏症狀發生，就應該立即停止用藥，同時即時的去醫院治療。

如果在使用板藍根的過程中，出現了上消化道出血的症狀，除了立即停止用藥以外，還應該禁食，同時送往醫院進行必要的處置。

對於體質虛弱、脾胃虛寒和有過敏史的人，不宜使用板藍根。

健康升級

預防流感的方法有很多，只要在平時的生活中多加注意，養成一些必要的好習慣，就可以達到很好的防治效果。

⑴接種流感疫苗。

⑵注意休息，適當的增加睡眠時間，避免身體過度勞累。

⑶老年人、兒童和有慢性疾病的患者，在流感高發季節盡量不要到公共場所去，避免發生感染的機會。

⑷在平時的飲食中適當的增加營養，提高人體的免疫能力。維生素和一些對人體有益的微量元素，可以多攝入一些。

⑸多進行體育鍛鍊，可以提高體質和人體的抗病能力。

⑹在流感季節多喝一些開水，增加人體的新陳代謝，避免病毒在口腔和呼吸道中的存留。

產後用人參補不利健康

大多數的產婦都認為，剛分娩以後身體比較虛弱，這個時候服用大補的人參就會對身體大有好處。其實這種觀點是錯誤的，中醫上說：「人參用的好就是補藥，用的不好就會變成毒藥。」這句話一點不假。

病毒掃描

產婦在分娩之後，因為力氣消耗過大，身體會處於一種虛弱的狀態。這個時候只需適當的服用一些補虛的藥物就可以康復了。而人參具有很強的補氣功能，反而會對產婦虛弱的身體造成一定的危害，如果大劑量服用人參，還可能會導致產婦中毒現象的發生。

服用人參中毒的症狀一般為：心悸、失眠、頭痛、水腫、皮疹、出血、血壓和體溫升高等，也有的病人會表現出一定的抑鬱狀態。如果服用超量除了心悸失眠、煩躁不安外，還會導致神經系統出現高度興奮，或心律減慢等。

除了產婦不能隨便服用人參之外，嬰兒若超量用人參

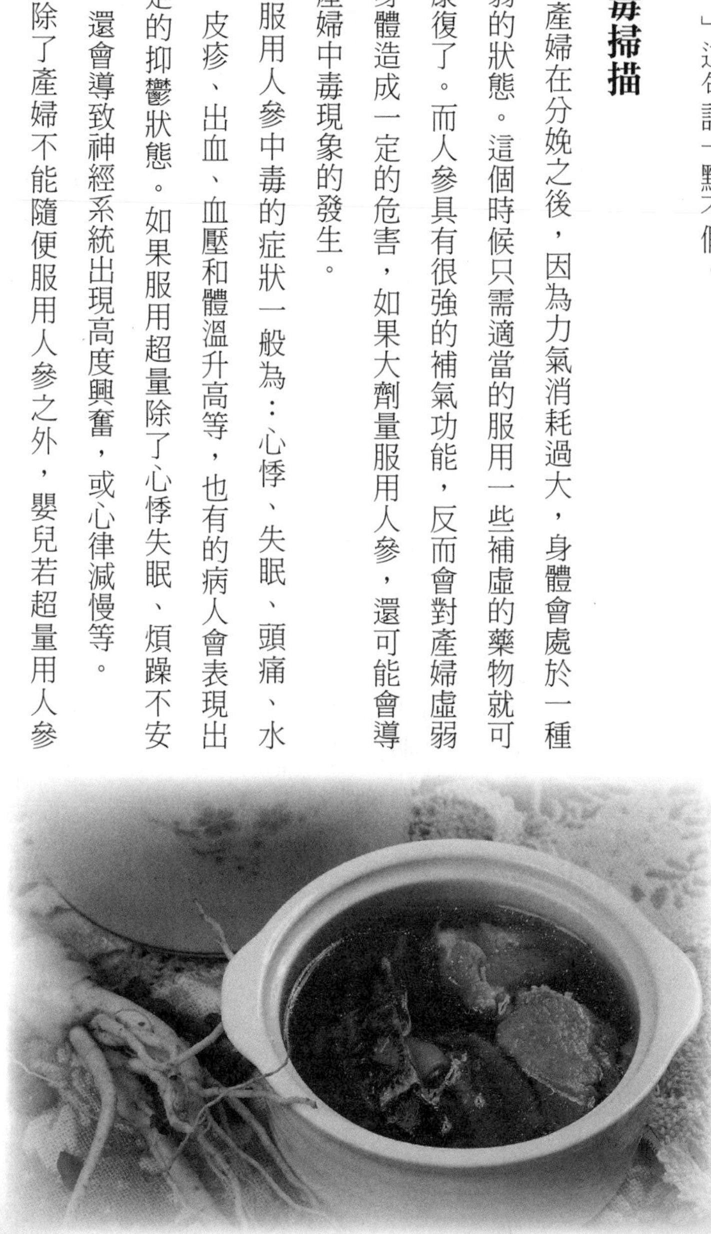

煎水內服，也會出現中毒症狀：臉色蒼白、煩躁不安，晚上出現經常哭鬧不止，有時則抑鬱不動，甚至還會出現唇面發紺、呼吸急促、眼睛上翻、雙手握拳、渾身抽搐等症狀。高血壓病人若服用大量人參，也會引起中毒現象，如引起腦充血，甚至腦血管意外，或者出現腸胃道、耳鼻大量出血等症狀。

設置防火牆

產婦在剛分娩以後，不宜服用人參。一般需要等到兩至三週後，這時候傷口基本已經癒合，才可以服用。假如產婦在分娩後有氣虛的症狀，可以每天服用人參三至五克為宜，持續一個月即可。

患有高血壓和妊高症的產婦，在服用人參後會使病情加重，因此不宜服用；高血脂和動脈硬化的產婦服用後會刺激食慾，導致體重增加、反應遲鈍等，因此也不宜服用；對於舌苔比較黃厚的產婦，服用人參後也會引起一系列的不良反應，主要表現為食慾不振、腹部脹滿、便祕等，所以也不宜服用。

另外，產婦在發燒的時候不能盲目的進補，應該先查明發燒的原因，之後對症治療，盲目的進補人參只會對身體造成危害。

健康升級

分娩後的產婦，可以多吃一些瘦肉、蛋、魚、奶以及豆製品等營養豐富又容易消化的食物，同樣能夠補充身體。另外，再多吃一些新鮮的蔬菜和水果。如果產婦出現氣虛的症狀時，可以適當的用中藥來調補一下。產婦在飲食的過程中，也要注意以下幾點：

(1)不宜喝濃茶。茶葉中的鞣酸會與產婦身體中的鐵元素混合，容易使產婦發生貧血的症狀。此外茶葉中的咖啡因會刺激大腦，不利於產婦的睡眠。而咖啡因在透過乳汁進入到嬰兒體內以後，還會使嬰兒發生腸痙攣的現象。

(2)紅糖水不宜喝太多。紅糖中含有較多的鐵和鈣，具有益氣養血、健脾暖胃、活血化瘀的作用，能夠為產婦補充必需的碳水化合物和血。但是紅糖水飲用過多的話，就會損壞產婦的牙齒，還會增加惡露中的血量，造成產婦失血的狀況，進而引起貧血。夏天產婦也不要飲用過多紅糖水，否則由於出汗過多，會使產婦的身體更加虛弱，嚴重的話會導致中暑。

亂服避孕藥可致不孕

王小姐因為很長時間沒來月經，就到醫院的婦產科去檢查。醫生在確診後，告訴她是得了雙側卵巢囊腫。王小姐覺得很納悶，自己怎麼會得這種病呢？後來在醫生的仔細詢問下才想起來，是因為經常服用一些事後避孕藥所致。

病毒掃描

避孕藥屬於激素類藥物，從避孕藥的時間來分，主要分為短效、長效和緊急三種。一般情況下，短效避孕藥的副作用是最小的，事後避孕藥使用一次的藥量，就等於常規避孕藥八天的劑量，因此具有很大的副作用。

事後避孕藥屬於避孕疏漏時，不得不採取的挽救措施，對服藥以後的下一次性生活也起不到避孕的作用，不可用於常規避孕。如果重複使用的話，不僅起不到避孕的效果，還會使月經週期發生紊亂。此外，事後避孕藥使用過多或濫用的話，還很容易引起嗜睡、頭暈、嘔吐以及月經不調等副作用，甚至是對少女的卵巢和子宮發育產生不良的影響，導致不孕的後果。

設置防火牆

服用事後避孕藥時，應該遵循以下注意事項：

(1)事後避孕藥只能偶爾使用，一般情況下，一個月內最多可允許使用一次，但是，不可以每個月都用。

(2)事後避孕藥應該是發生性生活的七十二小時內服用一顆，隔十二小時後再服一顆，總量為兩顆。當然，服藥時間越早效果越好。如果服藥後兩小時內發生嘔吐情況，為保險起見，應立刻再補服一顆。

(3)如果在吃了事後避孕藥後，又發生了無防護措施的性行為，則仍有妊娠的可能。

(4)對於心血管病患者、糖尿病患者、乳腺癌患者、已懷孕或產後半年內的哺乳女性，則不能使用此藥。

健康升級

女用避孕方法除了可以採取藥物避孕法以外，其他方式的避孕方法也很多，比較常用的還有陰道隔膜、陰道避孕藥環、避孕環、輸卵管結紮或堵塞，其他還有安全期避孕等。其中避孕環是目前應用最廣泛的一種長效避孕工具。一般情況下，是將一種不銹鋼或銅製避孕環一次放入女性體內，避孕時間最長可達二十年之久。

男用避孕方法也有，但相較起來，方法較女性為少，常用的有保險套、輸精管結紮或堵塞，其他還有口服避孕藥、體外排精和會陰部尿道壓迫法避孕等。目前，使用保險套是較多的一種男用避孕工具，在使用的時候，只要操作方法正確，避孕成功率極高。其中體外排精和會陰部尿道壓迫法因不易掌握，容易導致避孕失敗，因此最好不要經常使用。

避孕是情侶雙方的事情，尤其是做為男性，更要關心、愛護和體貼女性，要主動將避孕的責任放到自己身上，不能只圖一時方便，造成避孕失敗，給對方帶來不必要的痛苦。因此，面對眾多避孕方法，在選擇避孕方法時，男女雙方既要考慮到安全方便，還要多照顧女性的身體特點，來選擇一種切實可行而有效的避孕方法，以滿足雙方的身心健康。

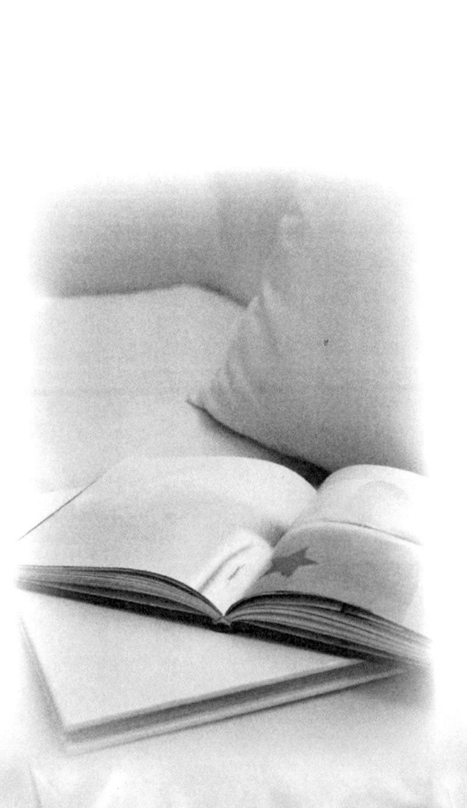

亂用止瀉藥丟了健康

夏天的時候，人們都喜歡吃點冰西瓜來解暑解渴。可是林大爺卻因為吃了點西瓜，同時吹了會兒涼風鬧起了肚子，一連往廁所裡跑了好幾天。老人家不想麻煩家人，就自己找了點止瀉藥和抗生素來吃，結果吃完以後不拉肚子了，卻又便祕了。

林大爺著急上火的，只好跑到醫院去看。最後一檢查才知道，是因為亂用止瀉藥和抗生素，導致腸道菌種失調和腸胃功能紊亂，才出現了便祕的情況。

病毒掃描

腹瀉主要是由細菌感染、病毒感染、消化不良以及腸胃功能紊亂引起的，針對不同的病因，在治療和用藥的時候也會有很大的區別。只有細菌感染引起的腹瀉才能使用抗生素類的止瀉藥，而其他比如病毒或者消化不良引起的腹瀉，就不宜使用抗生素。

如果濫用抗生素，對人們的身體健康就會造成極大的危害。並且抗生素種類不同，對人體造成的危害程度也各不相同：長期使用鏈黴素、卡那黴素，會引起暈眩、耳鳴、耳聾等；濫用林可黴素、紅黴素、強力黴素，會引起噁心、嘔吐、厭食、腹痛、腹瀉等腸胃道反應；濫用卡那黴素、慶大黴素、萬古黴素，則會對人的腎臟造成損害；濫用氯黴素可引起白血球減少，甚至還會導致再生障礙性貧血。此外，鏈黴素、氯黴素、紅黴素、先鋒黴素會抑制人體的免疫功能，導致機體抵抗力降低。甚至有的抗生素如果濫用，還會引起惱人的皮疹。

設置防火牆

一般而言，止瀉藥主要用於非細菌性引起的腹瀉。引起腹瀉的原因多種多樣，像食物中毒、消化不良、細菌感染、內分泌障礙、腸功能紊亂，以及肝膽胰功能不全等，都可引起腹瀉。因此，針對這些引起腹瀉的原因，不能一出現腹瀉就要服用止瀉藥來止瀉。

例如，細菌引起的腸道感染可導致腸炎和痢疾，此時的腹瀉就是腸道受到細菌毒素的刺激而做出的反應，這種腹瀉是人體自我排除毒物及細菌毒素的過程，具有自我保護的意義，這種情況就不宜使用止瀉藥，否則會導致身體毒素不能排出體外而累積體內，對身體健康造成更大危害。

由此看來，腹瀉出現時，不要急著用藥，而是根據具體情況，針對病因加以治療。

健康升級

一般情況下，人們在生病的時候，要盡量食用一些新鮮蔬菜，以幫助身體盡快恢復。但是，此舉若用在腹瀉之時，則對身體有害無益。

這是因為在許多新鮮蔬菜中，如韭菜、小白菜、菠菜、捲心菜等，均含有亞硝酸鹽或硝酸鹽，這些蔬菜若煮熟後放置過久或醃製時間太長，其中的硝酸鹽就會被還原菌還原為亞硝酸鹽，腹瀉時正當消化功能失調，腸內硝酸鹽還原菌正在大量繁殖，此時若進食以上蔬菜，即使蔬菜非常新鮮，也可能會導致中毒而引起腸原性紫紺。

由蔬菜引起的腸原性紫紺，一般都在食用後的一到三小時驟然發病，輕者會出現黏膜、指（趾）甲呈灰藍色。嚴重者除了皮膚、黏膜及指（趾）甲呈藍褐色外，還會出現頭痛、頭暈、噁心、嘔吐、氣促、血壓下降等症狀，更嚴重者還會出現呼吸困難、昏迷、驚厥、心律不整、瞳孔散大等，如果搶救不即時還會發展為呼吸和循環衰竭。

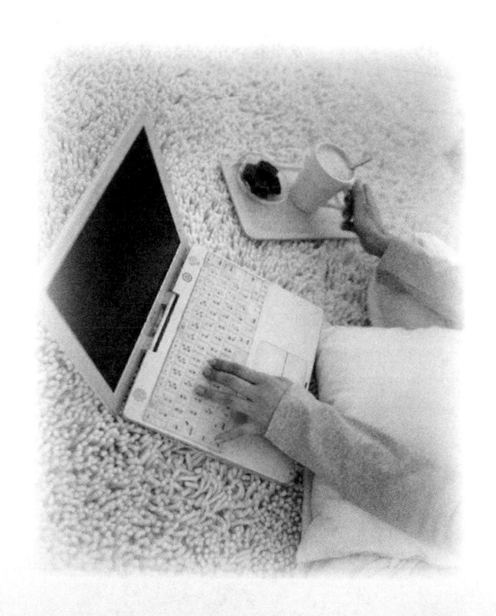

煎中藥時間並非越長越好

煎中藥是一件很麻煩的事情，也有很多人會認為中藥煎的時間越長，藥湯越濃的話，效果也就越好。所以，他們往往在煎藥時會刻意的延長時間，其實這種做法是不正確的。

病毒掃描

中藥在煎煮的過程中，其中的有效成分會不斷的釋放和溶解。當這些成分與藥液達到平衡以後，溶解也就結束了。此時如果再繼續煎煮的話，就會使中藥中的成分持續釋放，而減少了藥物的效果。同時，藥液中的有效成分也會在高溫的緩解下遭到破壞，進而導致藥效的降低。

此外，將藥湯煎得太濃，就會加重藥的苦味，使病人服藥困難。並且服用後也會很容易產生噁心、嘔吐等症狀。

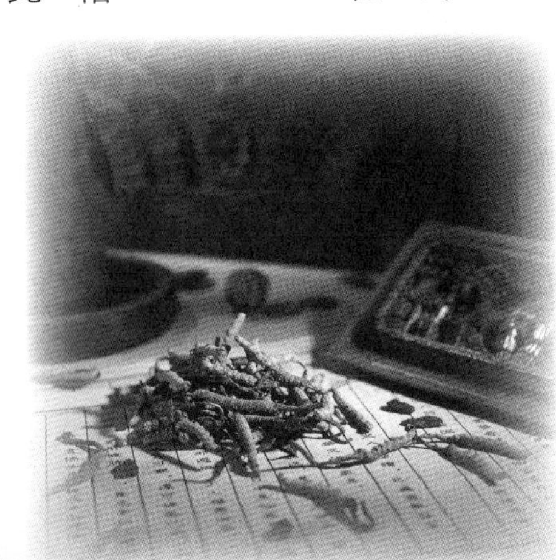

設置防火牆

在煎煮中藥的時候一定要把握時間，一般的藥物沸騰以後再煎上十五到三十分鐘就可以了，假如藥物比較多的話，可以適當的延長十到十五分鐘。對於不同的中藥，在煎煮時間上也會有所區別。

清熱解毒的藥物在煮沸後，可以再煎上三到五分鐘，這樣就能保持住其中的有效成分；滋補類的藥物應該先用文火煮沸，之後再煎三十至五十分鐘，才能使其中的有效成分充分的釋放和溶解。

此外，在煎中藥的時候，也要注意藥液的份量，不宜使之過濃或者過稀。一般情況下，每副中藥在煎出來以後保持四百至五百毫升的份量就可以了。

健康升級

(1)不宜用自來水煎藥。自來水中一般都會添加漂白粉，並且還含少量的氯。氯在和藥物中的成分混合以後會發生氧化反應，進而影響藥效的發揮。同時沸水和溫水又會阻礙藥物成分的釋放。因此，正確的做法應該先將水煮沸，等放涼以後再將藥物放入其中浸泡半小時左右，之後再進行煎煮。

(2)中藥煎煮之前不宜用水洗。有些中藥中含有一些水溶性的成分，有些中藥是粉末類的，還有一些藥物會在炮製的過程中加入一些輔料，比如蜜、酒、膽汁等。如果用水清洗的話，就會造成這些的流失，進而影響藥物的效果。

(3)煎糊的中藥不宜服用。中藥在煎糊以後，其中的有效成分會被破壞，或者發生改變，嚴重的還會起到相反的效果。因此煎糊以後的中藥不宜再使用，應該丟棄。

看廣告吃藥會吃出危險

一位患有膽結石的病人在看了電視上的藥品廣告以後，就從藥店裡買了幾盒該藥品服用。沒想到幾個月後，自己的病症非但沒有減輕，反而更加惡化了。最後弄得生命垂危，在醫院治療了一個多月，花去幾萬塊錢才算好轉。該病人一時氣憤不過，遂將生產此種藥品的廠商、藥商一起告上了法庭。

然而，法院審理以後卻認為，此種藥品雖然涉及了不實廣告，但患者自己不聽醫囑，私自購藥吃藥，以致造成嚴重後果，應該承擔大部分責任。

病毒掃描

現在很多人生病以後，嫌麻煩而不去醫院，就照著報紙和電視上的廣告，自己買些藥來服用。而廠商為了有一個更好的銷量，往往都會在廣告上誇誇其談，不切實際地擴大藥物的作用範圍，卻對藥物可能出現的副作用隻字不提。結果就導致很多患者盲目的追隨，盲目的使用，對自己的身體造成了或輕或重的危害。

甚至有些藥品還會在不改變其成分的前提下，變換一個名字重新投入市場，名副其實的「換湯不換藥」。但是有些患者不明究裡，往往就會買來與其他藥一起使用，結果不可避免的就出現了過量的情況，導致意外發生。

設置防火牆

市面上購買比較方便的藥物多是非處方藥，但是非處方藥並不意味著藥物本身沒有副作用。因此，在購買的時候一定要看清藥物的成分，以及可能引起的副作用及相關的禁忌等內容。一些新藥為了迅速打開市場，往往會花大力氣在廣告上。但藥也不是越新越好。新藥本身也存在著一些不可避免的缺陷，比如臨床經驗不足，不良反應沒有被即時的發現等等。所以在用藥時一定得對症下藥，不可盲目的追隨廣告。

此外，自己在治療的過程中也要試著去學習掌握一些有關藥物的基本知識，把握合適的藥量、合理的搭配以及正確的服藥方法，自己首先樹立起自我保護的意識，才能更好的防止意外的發生。

健康升級

有病就要即時就醫，不僅自己不能道聽塗說亂開藥方，而且當醫生給你開藥的時候，有些情況你要在他開藥之前說明，如下：

(1)過敏史。如果自己曾經對某種藥品或物質發生過異常反應，則要即時告訴醫生，以防引發不測。

(2)其他疾病史。曾經患有其他疾病，尤其是患有肝腎疾病的患者，則要即時告訴醫生，因為有些藥品對肝腎功能影響較大，如果不注意可引起藥物的不良反應。還有糖尿病患者，也應避免服用含糖量高的藥物。

(3)已懷孕、打算懷孕或處於哺乳期的女性。因為很多藥物是屬於「孕婦慎用」的，所以不應隱瞞自己的情況。另外，哺乳期間，有些藥品會從母體分泌到乳汁，影響孩子的健康，應盡量避免使用。

(4)服用其他藥品期間。如果你正處於服用其他藥品，或在過去兩週內曾經服用過其他藥品，也要跟醫生做出說明，以免引起藥品之間的相互反應。

(5)特殊職業人員。特殊職業需要跟醫生特殊說明，以供醫生根據其職業的特殊性，更換用藥方案。比如司機、高空施工人員應避免使用有嗜睡作用的藥物，而職業運動員則要注意一些與比賽相關的違禁藥物。

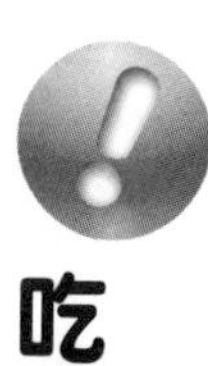

吃過期藥會導致嚴重後果

現在人們的自我保健意識和保健知識都增強了，很多人都在家裡準備一個小藥箱，以防突如其來的不測。王先生家就有這麼一個，平時用處還真不少。

前幾天，王先生覺得頭痛，心想小毛病也沒必要上醫院，就從藥箱裡拿了一些感冒藥來吃。但是，吃完不久王先生就開始全身出汗，當時也沒在意，以為是感冒藥管用了，出出汗身體就好了。結果到了晚上睡覺的時候，王先生又出現了噁心、嘔吐的現象，這才急急忙忙的去了醫院，在路上時王先生還有意識，到醫院的時候已經處於休克的狀態了。

醫生在搶救之後，問家屬犯病的原因。家人拿出了王先生服用的藥品，結果醫生仔細一看才發現，這些藥早就過期一年了。

病毒掃描

過期的藥品不但起不到治病的效果，還會產生一些不良反應，對身體造成不必要的傷害，主要有以下幾方面：

(1)藥品在過期以後，其中的有效成分就會降低，甚至還會發生改變，這樣不僅起不到原有的藥效，更能對身體造成損害。

(2)藥品在不合適的溫度之下存放，自身也會分解出一些有害物質，而這些雜質就更容易對人體造成危害。

(3)長期處於乾燥狀態下的藥品會嚴重脫水，而在潮溼的環境裡又會受潮。這樣的藥品服用以後，在人體內得不到分解，就會造成有效成分的流失。

(4)一些蜜丸和沖劑類的藥品，在特定的溫度下還會發生黴變反應，孳生出大量的細菌。這種細菌人眼是很難分辨出來的，誤服以後就容易對人體造成危害。

設置防火牆

藥品在過期變質以後不能再服用，一定要徹底銷毀。假如流入不法分子的手中，他們就會用這些變質的藥物進行重新加工投放，進而對更多的人造成危害。最適宜的辦法就是將過期的藥品交回到醫院，讓醫院進行集中的處理，不要自己擅自處置。一些特殊的藥品如果處置不當的話，其中的有害成分揮發可能還會造成過敏反應。

健康升級

家庭保存藥物的時候，應該注意以下三點：

(1)為了保證藥品的安全使用，應該將藥品於密閉、乾燥、避光處儲存，並且要放在家裡溫度較低的陰涼處。如果在存放過程中，發現藥物有發霉、變質、變色、異味，或發現一些藥水中出現了絮狀物等，這類藥物說明已經變質，就不要再使用。

(2)各類藥物要做好標記，如藥瓶、袋上的標籤或批號等要保存完整，標記清楚，並且藥名、用途、用法、用量、注意事項等都要明確清晰。

(3)應該注意合理的分類，比如外用和內服的藥物要分開，或者用不同顏色的封口袋包好，然後仔細的做上標記。這樣才不至於忙中出錯。同時也不要用空的藥瓶去盛放其他的藥物，以免成分發生混合反應。同時，對於成人服的藥物要放在幼兒拿不到的地方，以防止幼兒玩耍時，不慎吃後發生危險。

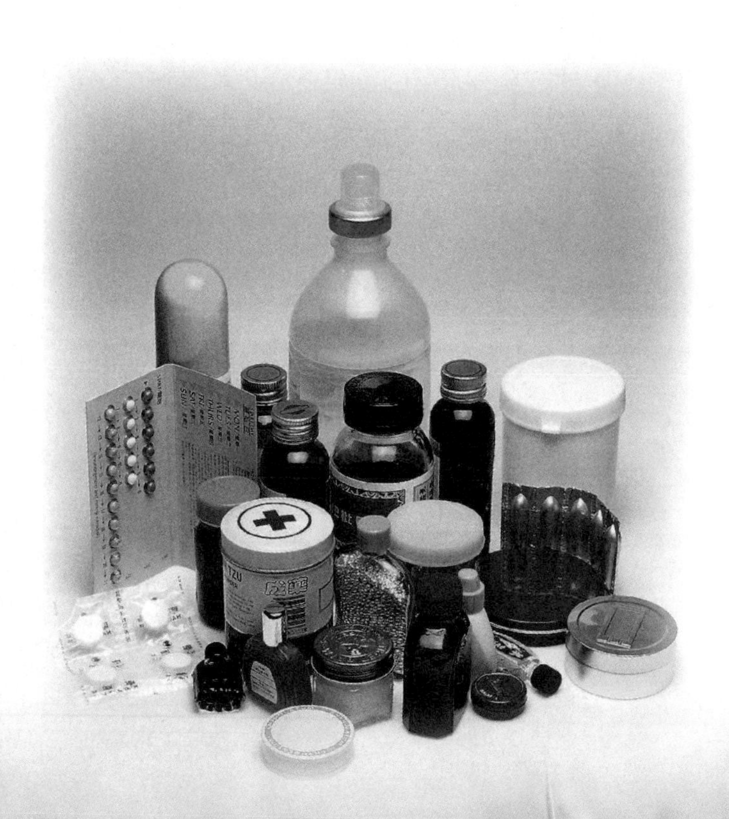

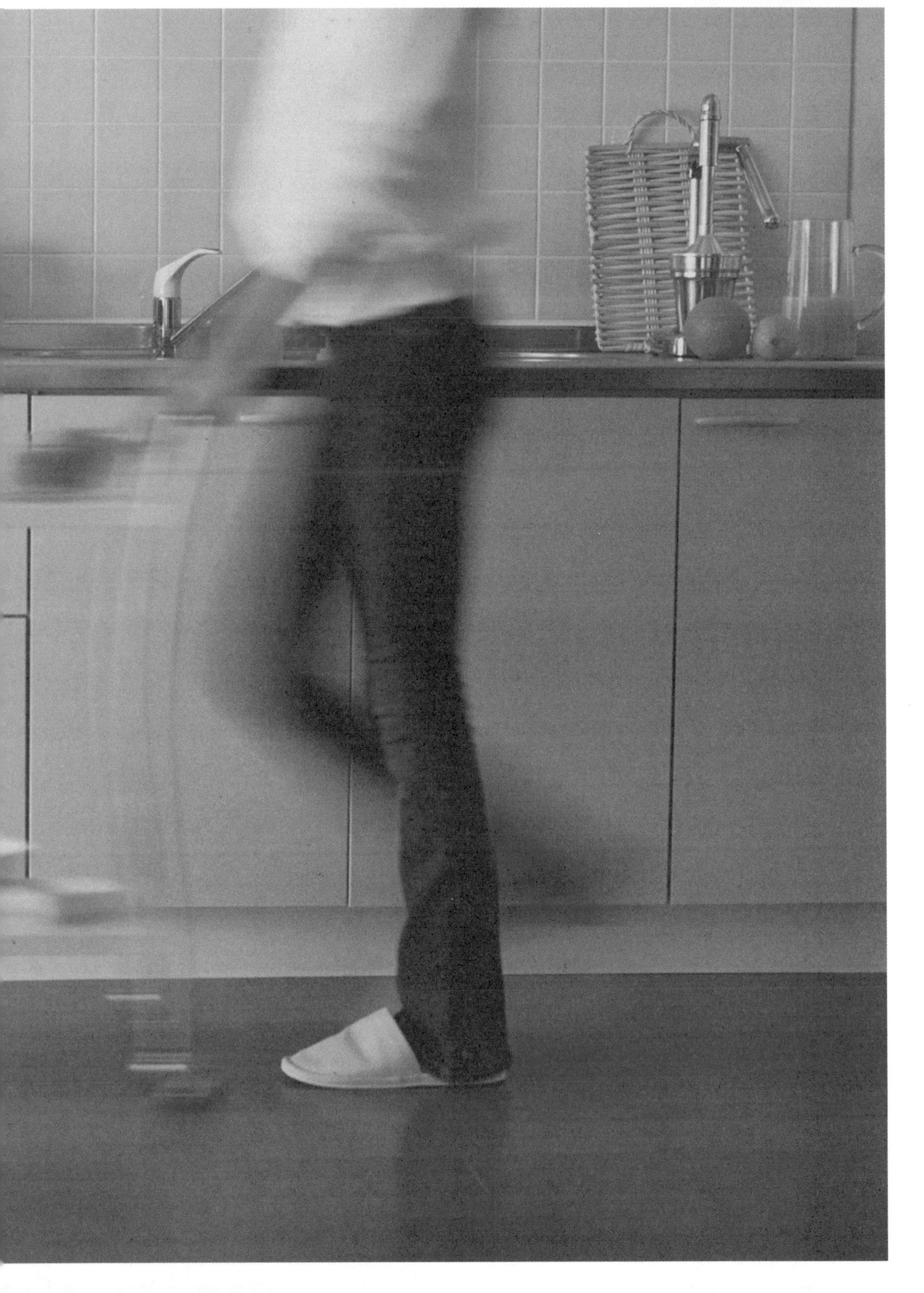

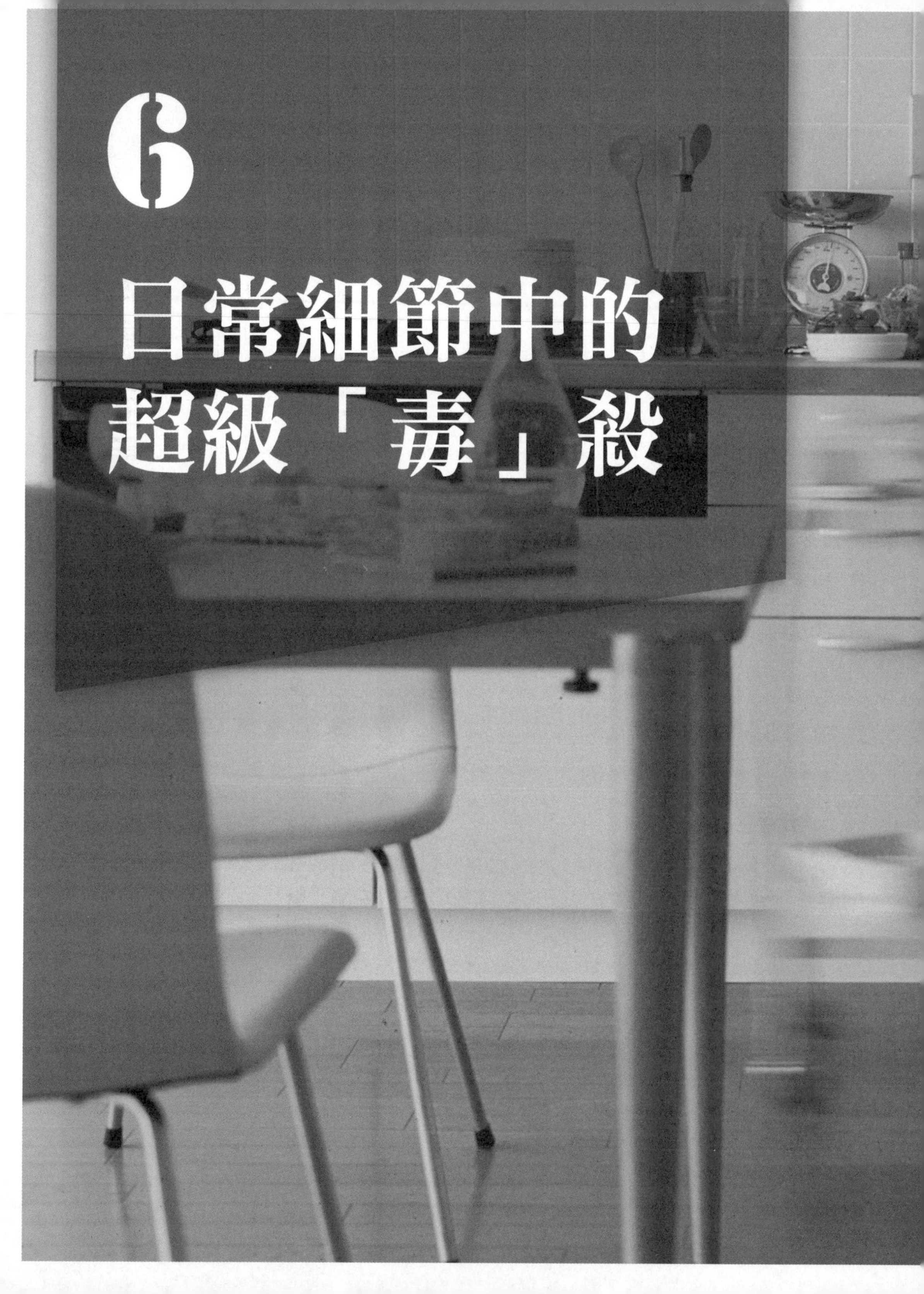

6

日常細節中的超級「毒」殺

開新汽車要防甲醛中毒

新年將近的時候，盼望已久的新車終於到手了，劉女士天天開著她的愛車走親訪友，好不得意，甚至連車內有股刺鼻的怪味也並沒放在心上。

新年過後，劉女士老感覺自己喉嚨痛、眼睛疼、頭暈等，去醫院檢查，醫生告訴她是甲醛中毒，罪魁禍首就她新買的車。劉女士為此很不解，怎麼新買的車還會有甲醛呢？於是，劉女士找來專業人士為她的愛車做了檢測，果然是車內的甲醛含量嚴重超標。

其實，像劉女士有這樣疑惑的人很多。因為生活寬裕，越來越多的人開上了自己的轎車，享受著車帶給自己的便利和舒適，但同時大家都忽視了車內有害物質也在悄悄地威脅著人們的身體健康。

病毒掃描

很多人在買到新車後，通常都會發覺一股很刺鼻的味道，導致這股刺鼻味道產生的罪魁禍首就是甲醛。而車內甲醛的來源，則是車內的裝飾和裝修，如整染過的座椅套、裝飾材料使用的黏合劑、裝飾材料用的油漆中，都會緩慢釋放出甲醛苯、甲苯、二甲苯等揮發性有毒物質。並且這些有毒物質還會隨著車內溫度的升高而濃度變大，比如到了夏天，由於車子受到陽光曝晒和高溫天氣的影響，就會導致車內這些有毒物質的加劇揮發，致使車內有毒氣體濃度進一步提高。

設置防火牆

(1)在購買到新車後，最好再去找正規的衛生部門對車內的有害物質做個檢測。如果車內有異味，說明車內有害氣體濃度較高，盡可能等氣味變淡或消失後再去使用。

(2)多開窗通風，讓有害氣體揮發掉。但是，在交通擁擠的道路上或者是塞車時，汽車廢氣中有害氣體的濃度非常高，此時最好不要開窗通風。

(3)為了防止車內甲醛污染，在進行車內裝飾時，對於甲醛含量相對較高的不合格或劣質材料應避免使用。

(4)高危險族群，如老人、小孩、孕婦以及呼吸系統和心血管疾病患者，是很容易受車內有害氣體影響的群體，最好少坐或不要乘坐新車。

(5)在駕駛新車後，發現有視力下降、喉嚨不適、鼻子發炎、胸悶憋氣或經常咳嗽等不適症狀時，應即時就醫，並檢測車內的污染。

健康升級

經常開車的人就會發覺車內常有一股異味，在此，不妨試試以下幾種驅除異味的方法：

(1)通風除味法。新車買來時，最好在半年內或是裝潢後的一段時期，要有適度開窗行駛的好習慣，讓車內的空氣循環對流。

(2)木炭除味法。用乾淨、透氣性好的沙布包好木炭，可吸附汽車內的異味。

(3)水果除味法。檸檬或鳳梨果香會很好地揮發出來，可以抵擋車內的異味。

(4)醋除味法。車沒開的時候，車內放小桶清水和一些醋，水可以吸附甲醛，醋可以起到穩定甲醛的作用。

(5)負離子空氣淨化機除味法。車內安裝一臺負離子空氣淨化機，可以去除車內異味，呼吸清新空氣。

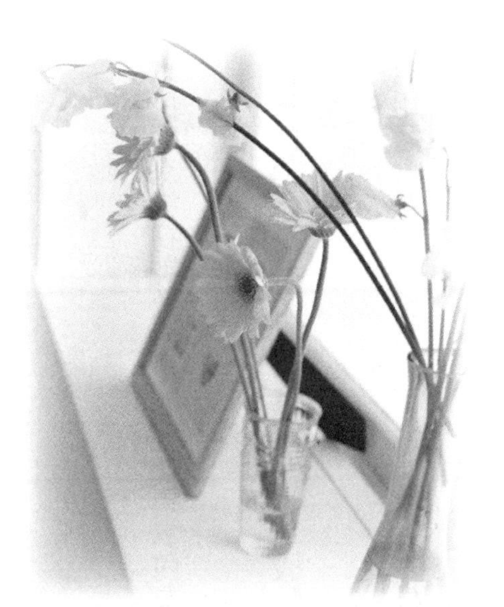

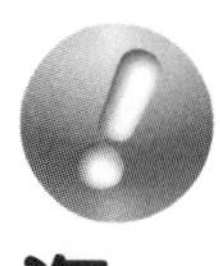

汽車隔熱紙不好成安全隱患

炎炎烈日，驕陽似火，陽光灼燒著大地，也「烤」驗著開車的人們。因此，很多人選擇給自己的愛車買個貼膜來遮擋毒辣的紫外線。但是，你可能不知道，汽車隔熱紙如果買不好可能也會有健康風險。

病毒掃描

由於現在市場上的汽車隔熱紙各式各樣，魚目混雜，一旦買到劣質汽車隔熱紙，貼到你的愛車上，那就危險了。因為劣質汽車隔熱紙通常採用了含有大量苯甲醛分子的壓敏膠製成的，這種汽車隔熱紙在陽光照射下，其中的苯甲醛分子會揮發產生異味，容易導致車內甲醛、苯等有毒物質超標，進而危害人體健康。

此外，劣質汽車隔熱紙很脆且沒有韌性，更沒有安全防爆功能。當劣質膜被貼在玻璃表面時，如受到外力的撞擊，汽車隔熱紙不能將玻璃黏在一起，飛濺而來的

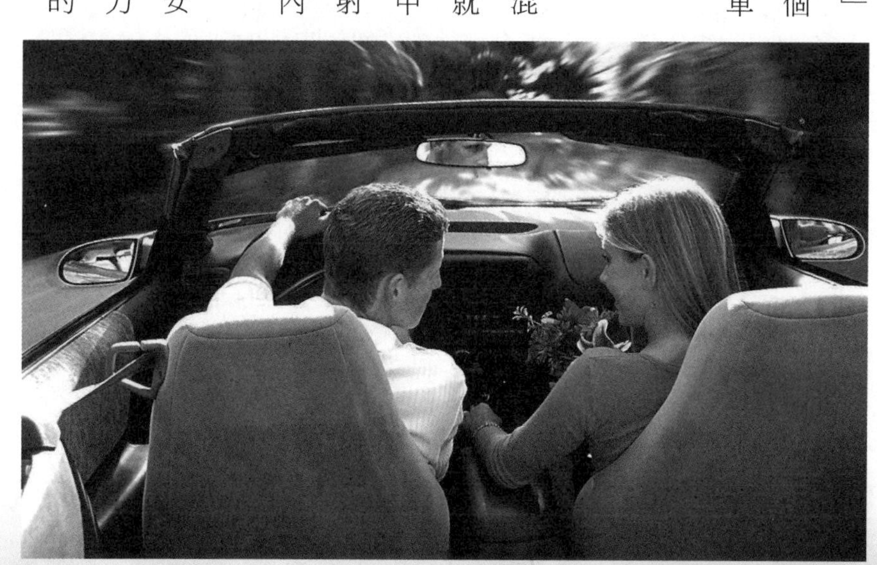

玻璃會嚴重影響車主的人身財產安全。

設置防火牆

選購汽車隔熱紙有以下幾個方法可供參考：

(1)用手摸：光學級聚酯膜是優質膜採用的材料，這種聚酯膜價格較貴，而且摸上去厚實、平滑，有緻密的結構，很高的強度，所以安全性高、防爆性能出色。

(2)看色澤：優質膜採用磁控濺射製造，金、銀、鎳、鈦等金屬原子透過強力磁場吸附在其裡面，這樣的膜色澤均勻，更具備天然的金屬色澤、通透性極佳，用來做汽車的前擋風玻璃是非常適合的。

(3)看是否有劃痕：優質膜表面都有專業防劃層，不易劃傷，如果用酒精、汽油等擦拭後，也不會出現脫色現象。

(4)看品質保證：必須是正規生產廠商出示的質保卡。

(5)參考廠商的技術參數：目前常用的汽車隔熱紙性能指標是可見光透光率、可見光反射率、隔熱率、紫外線阻隔率。所以高透光、高隔熱、低反光這三大要求，是當今汽車隔熱紙技術的最高境界。車主在選擇汽車隔熱紙時，一定要多加比較。

健康升級

許許多多的車主都會給愛車上膜，如何養護汽車隔熱紙也就成了車主們最大的問題。為此，可注意以下幾個方面：

(1)車在被貼膜後，三天之內要盡量避免洗車，後窗除霧線一週內也盡量不要打開，以免水分未乾造成汽車隔熱紙脫落，同時也會給除霧線造成不良影響。

(2)車窗開合的過程中膜邊很容易被磨捲翹，還沒有完全黏合的膜也容易發生位移，讓膜固定地附著在車窗上的時間以五到七天為宜，所以貼上汽車隔熱紙後的幾天，也應盡量避免升降車窗。

(3)擦拭汽車隔熱紙時，可用溼毛巾、海綿或者柔軟布料。車窗上盡量不要直接黏貼或懸掛東西，避免汽車隔熱紙被吸盤或黏貼物拉開其空隙。汽車隔熱紙有污漬時，可以用溼毛巾、紙巾沾水或棉布配合洗潔精清洗，橡皮刮水器也可以清潔它，但那些有磨蝕作用的物品及會刮壞或損傷薄膜的工具，則是要避免。

(4)如果在洗車時，不小心使膜鬆動，要想保證效果和持久性，則需要回到專業的貼膜店裡讓專業人員重新固定。

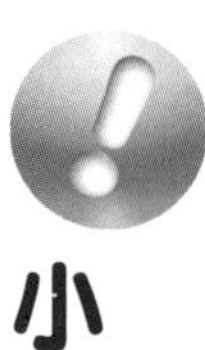

小毛巾易感染大細菌

專家指出，傳染疾病的三大間接媒介分別是錢幣、床上用品、毛巾類產品。因此，如何使用毛巾，避免細菌感染，預防傳染疾病，呵護我們的身體健康，也是值得引起我們重視的問題。

病毒掃描

一般生活中使用的毛巾，都是用純棉紗製成。這種純棉紗中管狀結構的棉纖維，可以儲存水分，其纖維素分子中還含有可以吸收水分的大量親水性基因。這種吸溼、儲水的特性不僅使毛巾手感舒適，去污能力也特別強。但也正是這種特性成了細菌最喜歡的孳生環境，毛巾長時間處於溫溼狀態，細菌孳生繁殖的能力也就特別強，這時的毛巾真的就成了細菌的「樂園」。

我們在用毛巾洗臉、洗澡時，皮膚上的油脂、灰塵、空氣中的細菌等會落在毛巾上，這時有污染的毛巾再接觸到皮膚，起不到清潔反而還會沾污皮膚、引起毛孔的堵塞。尤其是對那些皮膚的油分多的愛化妝的女士，以及新陳代謝較快的兒童，毛巾更容易感染，傷害也更大。

設置防火牆

(1)要選擇一條品質好的毛巾。購買毛巾時，要到大型商場、超市或各專賣店買標識明確的毛巾。還可以查看毛巾上是否有「星級毛巾產品標誌」的字牌，標有這個字牌的毛巾應該均是品質優良的產品。

⑵要合理科學地使用毛巾。家庭成員的毛巾最好能做到個人專用，至少人手一到三條。使用完毛巾後，要即時清洗乾淨，懸掛在通風處晾乾。如果可以的話，對使用的毛巾還要定期消毒。

⑶即時更換新毛巾。毛巾的使用期限一般為三個月，即使即時的清洗消毒毛巾，也不能永久的清除毛巾上的細菌，因此要即時更換。

健康升級

毛巾上常常沾染有人體分泌物，這其中就有許多的致病性微生物，如沙眼衣原體、金黃色葡萄球菌、淋球菌及黴菌等。因此，最好每星期消毒一次。消毒方法有以下幾種：

⑴蒸煮消毒法。把毛巾放進滾燙的開水中，煮沸十分鐘左右，然後再用肥皂水清洗，晾乾後就可以使用了。

⑵微波消毒法。把清洗乾淨的毛巾折疊好，放在微波爐中，運行五分鐘就可以達到消毒目的。

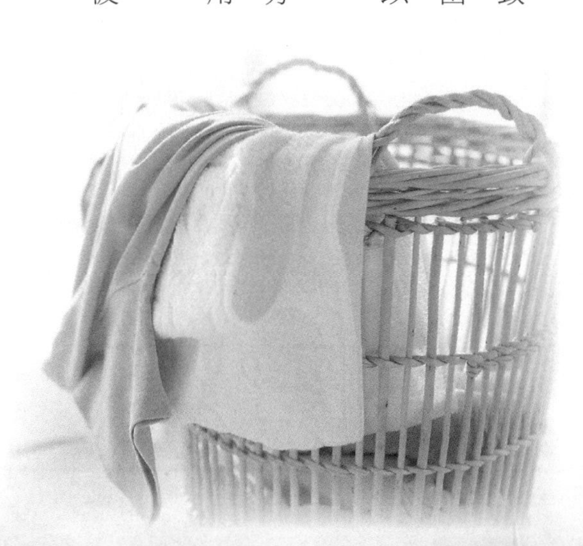

(3)高壓蒸氣消毒法。放到高壓鍋中的毛巾，在加熱保持三十分鐘左右的時間裡，就可以滅絕大多數微生物。

(4)化學消毒劑消毒法。將毛巾浸泡在稀釋兩百倍的清洗消毒劑中，十五分鐘後，取出毛巾用清水漂洗乾淨，晾乾後就可以放心使用了。

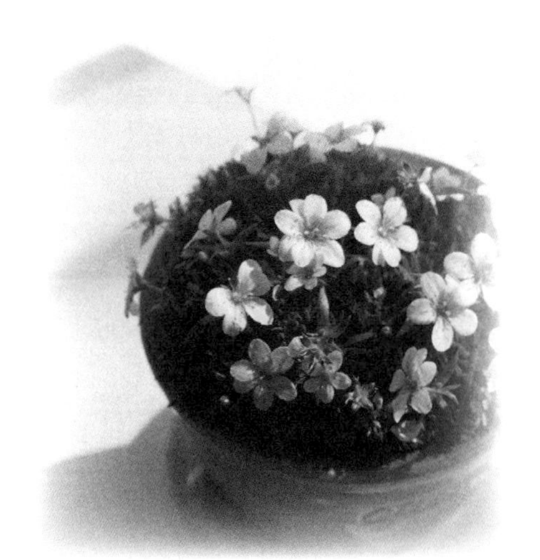

浴廁清潔劑與漂白水是冤家

浴廁清潔劑可以快速除去馬桶內的污漬和異味，而漂白水則能幫助我們有效殺滅真菌和一些細菌繁殖體，因此兩者都是我們日常使用的「清潔好幫手」。那麼，我們靈機一動，這兩位如果能強強聯手，豈不是有去污又消毒的效果，可以將我們的馬桶清潔的更好？

錯！這樣的做法千萬別試，非常危險！

病毒掃描

我們經常使用的漂白水，呈酸性，其主要成分是次氯酸鈉；而浴廁清潔劑，大多呈強鹼性的。如果將兩者一起混合，兩者就會立刻發生劇烈反應，產生大量白色泡沫的同時，還會發出具有刺激性氣味非常強的氯氣。

眾所周知，氯氣是屬於易揮發的有毒氣體，如果被人體吸入，就會產生中毒，輕者會出現咳嗽、胸悶等症狀，嚴重者則會導致呼吸困難。

設置防火牆

在清潔馬桶的時候，千萬不要將兩者同時使用。如果想達到既去污又消毒的效果，那就不妨先用浴廁清潔劑將馬桶刷一遍，用水沖乾淨後，然後再用稀釋後的漂白水沖洗一遍，這樣就不會出現問題了。

健康升級

在日常生活中，雖然人們知道消毒液有消毒功能，但對它的科學運用方法掌握的卻並不多，存在著以下幾個錯誤觀念：

(1)在洗衣服、刷餐具時用消毒液殺菌。其實這樣的用法大可不必，因為衣服清洗後，放到陽光下晾晒就可以了，太陽紫外線的照射就是最好的消毒劑，並且，如果在洗衣服的時候使用肥皂，就能完成殺菌任務。而餐具消毒，也沒有必要採用消毒液，將餐具放入沸水上煮十五至三十分鐘就能起到殺菌消毒的效果。

(2)家庭大掃除，噴灑消毒液來消毒。其實家庭不是醫院，根本就沒有那麼多的細菌量，因此根本不需要使用消毒液來殺毒，只需要將門窗打開即時通風就能起到消毒殺菌的效果。如果硬要往空中噴撒消毒液來殺毒，非但沒有多少效果，而且還容易導致消毒液中的氣體被吸入體內，損害呼吸道。

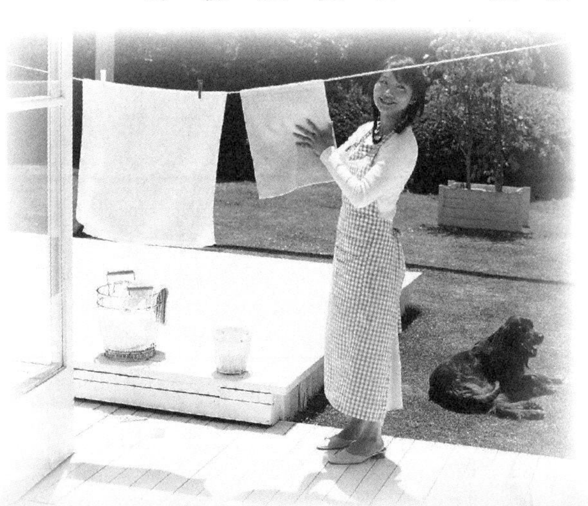

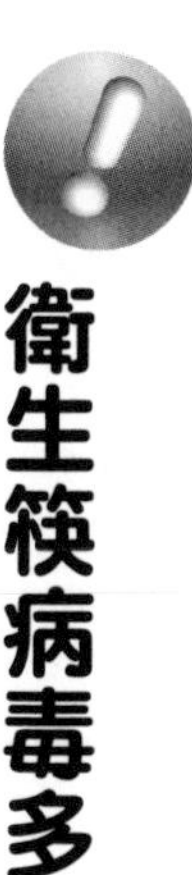

衛生筷病毒多

衛生筷，也被稱為方便筷，即我們平時出外用餐時使用的免洗筷子，免洗筷子曾經被視為人類社會生活節奏加快，以及社會服務發展到一定程度的文明標誌。事實上並非如此，這種免洗的「衛生」和「方便」的筷子只不過是人們一廂情願的心理期待，這種筷子不僅不衛生方便，而且上面還帶有很多對人體有害的毒物。

病毒掃描

一般情況下，原本正規的免洗筷子大都是用較好的木材所製造，並不需要特殊加工，這樣的筷子可以放心使用。

但是，很多小餐館承受不了如此高的成本，只好買價格比較低廉的衛生筷。但是價格低廉的衛生筷使用的材料都是劣質木材，為了掩蓋劣質木材的缺點，生產廠商就會將其漂白，好讓用餐者從心理上來接受這些衛生筷。

於是，這些筷子有的就要透過硫磺的薰蒸來漂白，經過硫磺氣體漂白的筷子，雖然看起來的確乾淨好看，但是這其中的二氧化硫就會嚴重超標，人們用餐時一旦用了這種筷子，二氧化硫就會隨著食物進入人體內，因此就會導致咳嗽、氣喘等呼吸道疾病便隨之而來。另外，由於硫磺中還含有一些對人體有害的鉛、汞重金屬，這些重金屬在人體內長時間累積就會造成鉛中毒或汞中毒。

還有一種方法是透過氯氣或者雙氧水來漂白筷子，如果是用氯氣漂白，不僅容易造成人體內的膽結石，而且含有「世紀之毒」之稱的二惡英。雙氧水則具有強烈的腐蝕性，對人的口腔、食道、甚至腸胃道都會造成腐蝕，進而損害人們的消化功能。

另外，由於經過消毒的衛生筷，保存期限最長為四個月，如果過了保存期限後，就很容易帶上黃色葡萄菌、大腸桿菌等，進而影響人體健康。

設置防火牆

(1)為了我們的身體健康，就餐時，拒絕使用免洗筷子，盡量使用多次性筷子，或者盡量自備筷子。如果實在迫不得已，在使用免洗筷子的時候，盡量在清水中泡洗兩、三分鐘。

(2)為了生態自然的環保問題，也要拒絕使用免洗筷子，因為在使用這些方便、快捷的筷子背後，是資源的浪費與垃圾的堆積，據有關專家統計，一棵生長了二十年的大樹，僅僅能用來製成三千到四千雙筷子，臺灣每年就會用掉一百億雙筷子，也就是說，我們一年就要吃掉接近兩百九十萬棵樹！因此，請為了珍惜這少之又少的資源，請不要再使用免洗筷子。

健康升級

(1)竹筷是我們的首選，它不僅沒有毒害，而且非常環保。其次，還可選擇本色的木筷。塗彩漆的筷子可能受到兒童的歡迎，但是塗料中由於含有重金屬鉛、機溶劑苯等致癌物質，因此不宜使用。塑膠筷子也不宜選擇，因為塑膠筷子質感較脆，受高溫後容易變形、融化，對人體健康有影響。銀質、不銹鋼等金屬筷子可以選用，但是由於導熱性強，在食用過熱食物時，容易燙傷嘴巴。

(2)筷子最好不要混用，否則一些病原微生物容易透過筷子傳播，引起交叉感染。所以，筷子最好能做到專人專用。

(3)筷子用久了之後，經常搓洗就致使表面不再光滑，進而導致筷子上面細小的槽裡容易殘留許多細菌和清潔劑，對人體健康造成危害。因此，家裡的筷子最好能半年換一次。

(4)將筷子放在水龍頭下搓洗，並不能完全沖洗乾淨，筷子上極容易殘留細菌和病毒。所以，筷子最好能定期消毒，並且還要將筷子存放在通風乾燥處，以防霉菌污染。

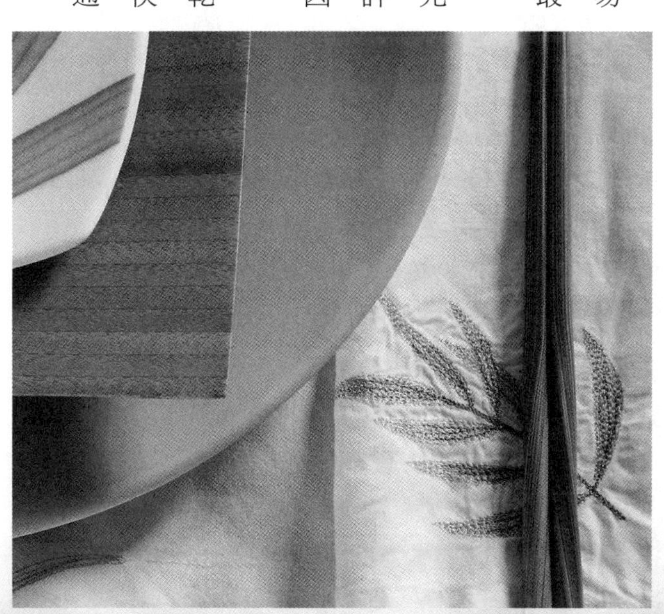

用報紙墊桌子吃飯太危險

相信有不少人都有過這樣的經歷：吃飯時怕飯渣、油漬掉到桌子上，便會挑張大報紙來墊桌子，這樣既能在吃飯的時候看一下報紙，而且還能有效預防飯渣等髒了桌子，省下擦桌子的麻煩了，可謂一舉三得。

這種用報紙當桌布的辦法，雖然簡便省事，但對健康而言，卻並不值得提倡。

病毒掃描

印刷報紙用的油墨中，含有鉛、鉻、鎘、汞等對人體有害的物質，其中的鉛物質中的鉛元素，會阻礙人體血球的形成，還能經由血液進入腦組織，造成腦損傷，當一定程度的鉛在體內累積後，會出現精神障礙、噩夢、失眠、頭痛等慢性中毒症狀。

不僅如此，油墨中還含有乙醇、異丙醇、甲苯、二甲苯等具有毒性的有機溶劑，儘管這些溶劑乾燥後，大部分的危害會得到消除，但殘留部分仍然會對人體健康形成潛在威脅。特別是油墨面積大、墨層厚的報紙彩頁，其中的有機溶劑殘留會更多。如果人體長期吸入這些有害物質，就會影響到大腦的中樞神經，對健康造成極大威脅。尤其報紙越新，其中機溶劑對人體的危害就越大，所以絕不能用新報紙墊桌子。

並且，人手上數以萬計的細菌、病毒，很容易被吸附性強的報紙染料吸附，翻閱報紙的人越多，上面黏附的病毒也就越多，傳播病毒的機率就更大。如果是在吃飯的時候，邊看報紙邊吃飯，必然會導致一些細菌吃進肚子裡。

設置防火牆

我們吃飯時，應該用乾淨衛生、價格優惠的廚房專用紙來墊桌子；也可以多用幾張餐巾紙來墊桌子。特殊情況下，如果只能用報紙來墊桌子，手或餐具要避免接觸報紙，將潛在危害降到最低。

健康升級

目前，許多家庭和餐廳還喜歡用塑膠布鋪在餐桌面上，當桌布來用。從表面上雖然既乾淨又美觀，但這是一種錯誤的做法。

塑膠布中的主要成分是聚氯乙烯，雖然聚氯乙烯樹脂本身對人體是無害的，但是聚氯乙中所含游離的單體聚氯乙烯卻屬於有毒物質，對人體有害。此外，在這些塑膠布的添加劑中，一般還含有鉛及其他一些有毒物質等。

這樣的塑膠布如果直接與筷子、湯匙以及食物接觸後，其成分中的游離有毒物質都能透過人的口腔進入體內，甚至一部分進入血液中，而引起慢性中毒。因此，不管家庭中或餐館裡，塑膠桌布禁止使用。

小小飲水機潛藏大危害

在某公司上班的王先生最近一段時間經常腹瀉，他百思不得其解，自己平時也沒吃什麼不乾淨的東西啊！後來在給飲水機換水的時候他才發現，在飲水機水座的內壁上積了厚厚的一層水垢。這時候他才想明白，原來自己是喝了這些水才腹瀉的啊！

病毒掃描

隨著生活水準的提高，飲水機進入了更多的家庭和公共場所，為人們帶來了很大的方便。但是人們在使用的時候，往往很長時間都不去清洗或者消毒，使細菌大量孳生，對人體造成了損害。

飲水機的內部更容易成為細菌繁殖的溫床，長期使用形成的水垢裡，就含有大量的細菌。人們在飲用這些水之後，往往就會引發一些疾病，對消化和泌尿系統造成損害。

此外，部分廠商生產的桶裝水也有不合格的現象，比如桶頸部的消毒不夠徹底，密封性能不夠好等。這樣在運輸的過程中就容易使瓶蓋脫落，對水造成污染。

設置防火牆

在使用飲水機的時候，一定要注意經常對飲水機進行清洗或者消毒處理，以清除飲水機內滯留的大量細菌。清洗的程序大致可分為以下幾步：

(1)首先切斷電源，取下水桶後將飲水機後面的排污管打開，將裡面殘留的水清除乾淨。這些水裡含有大量的細菌，完全清除以後再打開開關放水。

(2)用酒精棉花仔細的擦洗飲水機的內膽。

(3)將一片消毒片放到盛滿水的飲水機內膽裡，溶解十到十五分鐘。

(4)打開所有開關，將其中的消毒液排除乾淨。

(5)用清水連續的沖洗飲水機的內部，一定要多清洗幾次，將沖洗液排淨。

(6)將開關處的後壁用酒精棉花擦洗乾淨。

健康升級

很多人認為純淨水乾淨衛生，並且飲用方便，不用加熱，因此長年累月地飲用純淨水。其實，長期飲用純淨水對人體的健康並沒有幫助。

因為，純淨水是經過多重處理的水，其中的硝酸鹽及有毒元素大幅下降了，但

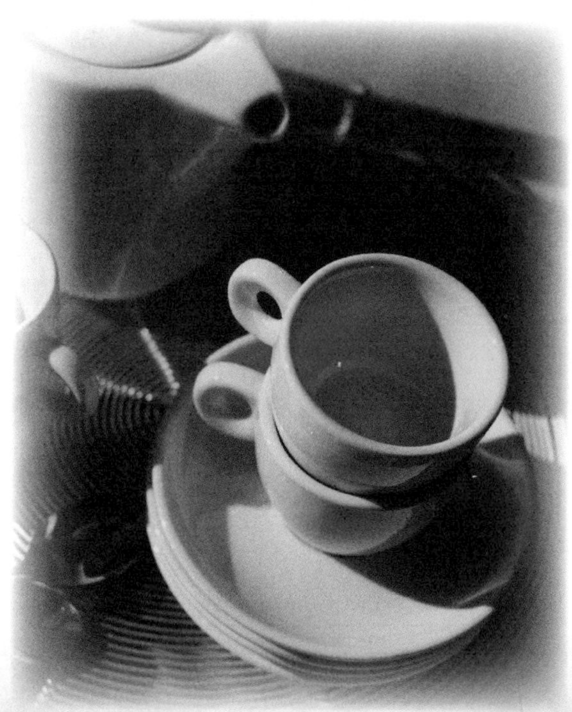

與此同時，裡面的鈣、鎂以及有益微量元素，也基本消除殆盡了，因此純淨水的營養價值微乎其微。另外，由於純淨水的水分子不易通過細胞膜，並且具有很強的溶解礦物質和微量元素的能力，長期大量飲用後就會導致人體某些有益元素的流失，進而降低人體的免疫能力，引發疾病。

另外，長期飲用純淨水還會導致大鼠血鎂的降低，對心血管系統造成損害，引起脂質代謝障礙、血脂增高等症狀，最終引發動脈粥樣硬化等疾病。

因此，純淨水不宜長期飲用，飲水的最佳選擇應該是無機物及礦物質含量適度的無污染天然水。

電腦灰塵危害健康

隨著電腦的普及應用，它已經成為了我們最親密的夥伴或者辦公工具。然而電腦本身除了會產生強烈的輻射外，它所造成的細菌污染同樣也在危害著我們的健康。

病毒掃描

電腦在長時間運行的過程之中，會把外界大量的灰塵吸進去。這些灰塵主要散佈在顯示器和機箱的內部，成為病菌、黴菌孳生的溫床。同時灰塵的積垢滯留在主板上，還會使電腦運行緩慢，而CPU風扇上的灰塵太多，就會大大的降低散熱效果，很容易導致電腦當機。

此外，電腦在運行的時候，會在顯示器的周圍形成一個靜電場。這個靜電場可以把整個房間懸浮在空氣中的灰塵吸進去。坐在電腦的前面，自己的周圍就充滿了大量的灰塵顆粒，長久下去就會刺激臉部皮膚，甚至出現過敏起疹的現象。

設置防火牆

在使用電腦的時候，除了進行必要的清潔處理之外，也要注意一些細節問題：

(1)紙張和檔案上附著的灰塵不容易清除，因此可以將它們放進櫃子裡，不要成堆的擺放在電腦的前面。

(2)在使用電腦之前可以將一些保溼霜擦在臉上，減少受細菌危害的機會。

(3)鍵盤的表面凹凸不平，更容易積垢大量的灰塵，因此在使用的過程中應該經常對其進行清潔處理，用完以後可以拿一塊布將其蓋上。

(4)保持室內空氣的正常流通，經常打開窗戶通風散氣。

健康升級

使用電腦的時候，身體坐立的姿勢以及對眼睛的保護等也非常重要。

(1)坐在電腦前時，應該使頸部保持直立的狀態，同時雙肩要自然的下垂。操作鍵盤或者滑鼠的時候，也要使手腕保持在水平的姿勢上，同時將腰部挺直，膝蓋自然彎曲呈九十度，雙腳要同時著地。

(2)在使用電腦的時候，眼睛要與顯示器保持恰當的距離。為了使頸部的肌肉得到放鬆，在注視顯示器的時候眼睛可以保持輕度向下的角度。

(3)顯示器上不停晃動的畫面，很容易對眼睛造成傷害，產生疲勞感。因此每隔一小時左右，就應該站起來休息幾分鐘。可以採取遠眺的方法，也可以活動身體其他地方的肌肉。

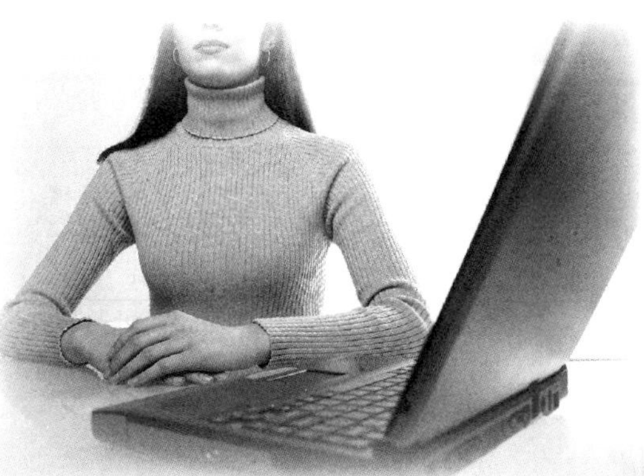

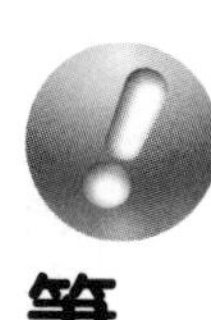

筆記型電腦嚴重危害健康

隨著經濟的發展，筆記型電腦也越來越受到眾多白領們的青睞。相較桌上型電腦來說，筆記型電腦攜帶方便，功能齊全，確實為人們的生活帶來了許多便利。但是由於筆記型電腦在設計中存在了不少缺陷，更容易給人們的健康帶來危害。

病毒掃描

筆記型電腦的鍵盤比較狹窄，離顯示器的距離又太近，長久使用就很容易造成手腕關節的損傷以及頸部肌肉的損傷。同時，人們還習慣將筆記型電腦背在身上，這樣也會對背部、手和肩部造成損害。而塑膠外殼塗層中的溴化阻燃劑和顯示器玻璃當中的鉛，還會妨礙骨骼和大腦的發育。

如果把筆電放到膝蓋上使用的話，散熱系統還可能對皮膚造成灼傷，甚至對男性的生殖能力造成一定影響。因為筆電的發熱會提高男性生殖器區域的溫度，長此下去就有可能導致男性的精子數量減低和品質降低，造成不孕、不育的嚴重後果。

設置防火牆

(1)在使用筆記型電腦的時候，應該避免潮溼、震動、陽光直射和灰塵較多的地方，另外周圍的溫度也不宜過高或過低，應維持在10℃～35℃之間。

(2)筆記型電腦的外殼上有凹槽和開口，這些是用來通風的地方。因此不要把這些地方堵塞，以免影響筆記型電腦的散熱。

(3)不要將筆記型電腦放在沙發、床或者其他柔軟的地方使用，這樣也會影響它的散熱系統。

(4)筆記型電腦在放置的時候，一定要在一個平穩的面上，同時不要和電視機、冰箱等會產生強烈磁場的電器靠太近。

健康升級

筆記型電腦在使用的過程中，要注意經常對其進行清潔，以免殘留太多的細菌而對身體造成危害。

(1)鍵盤的清潔：可以用市面上常見的3M魔布來清潔鍵盤，如果很難處理的話，可以先用清潔劑在鍵盤上噴幾下，然後再用布擦就容易多了。

(2)顯示器的清潔：顯示器比較髒的時候，人們習慣上就隨便找張紙來擦拭，這樣做很容易對螢幕造成損傷。顯示器也應該用3M魔布來清潔，或者是專用的液晶清潔劑。

(3)外殼的清潔：機器的外殼也可以用3M魔布來擦拭，在擦拭的時候一定要小心，避免對表面的塗漆造成損傷。

(4)觸摸板的清潔：觸摸板應該用乾布去擦拭，平時注意不要讓其沾染水或油之類的東西，保持它表面的乾燥，可以延長其使用壽命。

熬夜時吸菸「雪上加霜」

為了適應現代生活的發展，古老的朝起暮歸的生活狀態已經被打破，我們周圍越來越多的人，如二十四小時商店員工、夜班司機以及一些自由職業者等，紛紛加入到了「熬夜族」的行列。當這些「熬夜族」們累到人困馬乏之時，很多人習慣點上一支菸來提神。

原本熬夜就是一種與自然規律相悖的行為，往往潛在著對人體健康的危害，如果靠吸菸來提神不啻於「疲馬加鞭」，對人體健康的危害無異於「雪上加霜」。

病毒掃描

(1)人在熬夜時，腎上腺素的分泌明顯增加，此時吸菸迅速產生的有害物質，會危害心血管，使血壓升高、心律增快。因此，在熬夜時吸菸，能誘發或加重高血壓。

(2)熬夜者常久坐少動，身體缺乏運動，體內血液循環處於緩滯狀態，這時吸菸會增加比平時八倍以上的血液黏稠度，非常容易誘發急性心血管疾病。尤其對患有高血壓、冠心病、血管病變的人，危險性更大。

(3)不規律的生活使熬夜族往往會患有不同程度的腸胃道疾病，而吸

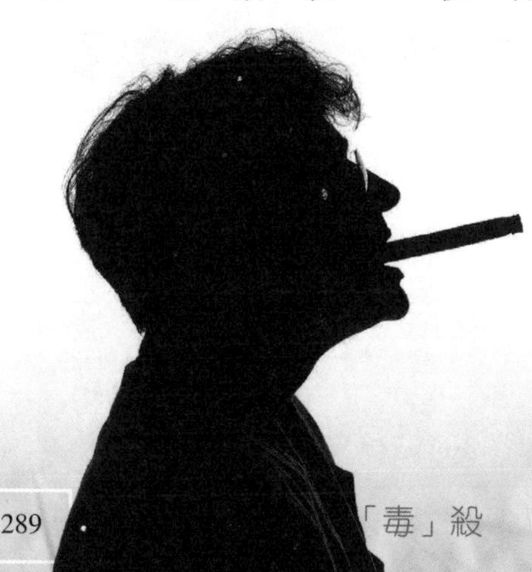

菸時，煙霧中的有害物質尼古丁則會趁機鑽入胃內，刺激胃黏膜，使黏膜下血管收縮、痙攣，出現缺血、缺氧症狀，形成或加重胃部潰瘍。同時，吸入胃部的尼古丁、二乙胺等物質不易排出，被胃黏膜大量吸收後，在胃酸的作用下合成致癌物亞硝胺類，誘發胃癌。

(4)長期熬夜者更容易遭受癌症之害。因為癌變細胞多是在細胞睡眠中分裂產生的，在熬夜時，我們的正常睡眠規律則會發生紊亂，影響細胞的正常分裂，能導致細胞突變，產生癌細胞。

(5)熬夜時吸菸，眼睛很容易出現疼痛、乾澀、發脹等症狀，菸毒性弱視是吸菸者對眼睛最常見的危害，甚至還會患上乾眼症，造成視力驟降，或者導致白內障等。

設置防火牆

在生活中有特殊工作要求，有時候是不得不熬夜，這個時候我們可以做到以下幾點：

(1)盡量不要熬通宵，工作空檔適當運動一下，避免久坐。「資深」菸民盡量少吸菸。平時不吸菸者要盡量遠離「資深」菸民，避免二手菸對自己的危害。

(2)熬夜之前，在晚餐上可以做點文章，盡量多吃些魚類和蔬菜，多補充奶類及新鮮水果，少食用米飯和麵食。

(3)熬夜時，可以用漱口水漱口，保持口腔清爽，能有助於提神。

健康升級

對「熬夜族」來說，瞭解一下人體的生理時鐘是很有必要的：

(1) **23:00～24:00**：是人體的夜眠期。這個時刻，人們在經過一天的繁忙工作和學習生活，正是放鬆心情，甜蜜進入夢鄉的最佳時期。

(2) **00:00～01:00**：是人體處於淺眠期。有的人在這個時刻，會多夢而敏感，身體不適者很容易會在這個時刻醒來。

(3) 01:00～02:00：是人體的排毒期。這個時刻肝臟有旺盛的排除毒素活動，身體如果進入睡眠狀態中，肝臟能完成代謝廢物。

(4) **02:00～03:00**：是人體的休眠期。這個時刻，是重症病人最易發病的時刻，許多的患病者常常在此時死亡，所以對「熬夜族」來說熬夜最好不要超過這個時間。

用力擤鼻涕容易感染疾病

寒冬降臨，陳先生不幸患了流行性感冒，不停地流鼻涕。陳先生便使勁往外擤，恨不得一次把鼻涕擤乾淨。但鼻涕卻越來越濃，同時耳朵也有微微的疼痛感，過了幾天後，陳先生的耳朵不痛了，卻開始流膿水，他連忙到醫院耳鼻喉科就診。

經診斷後發現，陳先生的中耳感染了。而引起陳先生中耳感染的原因，竟然是他用力擤鼻涕造成的！

病毒掃描

人的咽部與中耳鼓室之間，有一個叫做咽鼓管的管道，負責維護中耳與外界壓力平衡的作用。上呼吸道感染時，如果我們使勁按壓住鼻孔往外擤鼻涕，鼻腔內負壓就會致使耳悶脹感，出現耳鳴。並且在這種負壓情形下，鼻腔裡的膿性分泌物及細菌會透過咽鼓管送至中耳腔，造成中耳感染，進而出現流濃鼻涕、頭痛、耳痛等症狀。如果中耳感染卻不即時治療的話，很容易造成化膿性中耳炎，甚至造成鼓膜穿孔。

設置防火牆

清除鼻涕的正確方法，即把鼻涕輕輕吸到嘴裡，再吐到紙上或者用手指壓住一側鼻孔，用另一側將鼻涕向外擤出。同時，擤鼻涕之後的衛生紙，最好立刻處理掉。避免病菌散佈在空氣不流通的房間，增加其他人傳染感冒的風險。

早發現早診治，不會造成穿孔，治療比較容易，恢復也較好，否則會貽誤病情加重耳朵危害。

健康升級

忽冷忽熱的天氣是很容易得感冒的。生活中我們不妨學習以下幾個小竅門來預防感冒：

⑴**冷水洗臉法。**堅持每天用冷水洗臉，可增加耐寒能力。一般情況下，如果人受到寒冷刺激後，鼻腔黏膜就會收縮，呼吸道纖毛蠕動也會隨之減慢，引起血管收縮，進而提高人體抗禦風寒的能力，有效地預防感冒。

⑵**中藥蔥根熬湯法。**將大蔥洗淨後，保留蔥白和蔥鬚，放入鍋中熬湯，十到十五分鐘即可飲用。可預防一般感冒，如果家中有老人、小孩和體弱者，還可以將適量薏米或糯米先熬煮成粥，粥快熟的時候，加入適量蔥根和薑片以及少許的醋繼續熬煮，粥成後飲用，效果也不錯。

⑶鹽水漱口法。養成每日早晚、餐後用淡鹽水漱口的衛生習慣，可以清除口腔病菌，治療口腔疾病。如果流感流行時，仰頭含漱使鹽水充分沖洗咽部，可有效預防感冒。

⑷**熱水泡腳法。**還可以每晚用40℃～50℃的水泡十五分鐘左右。泡腳時，泡腳水要淹過腳

面，水涼後不斷加水，保持一定水溫。

(5) **按摩鼻溝法。** 兩手先揉搓幾下，待掌心發熱後，按摩鼻翼外延平行線與鼻唇溝外緣相交處的迎香穴，並按住此處三到五分鐘後，感覺手有點痠即可。此法不但能預防感冒及感冒後的鼻塞症狀，還能治療鼻炎。

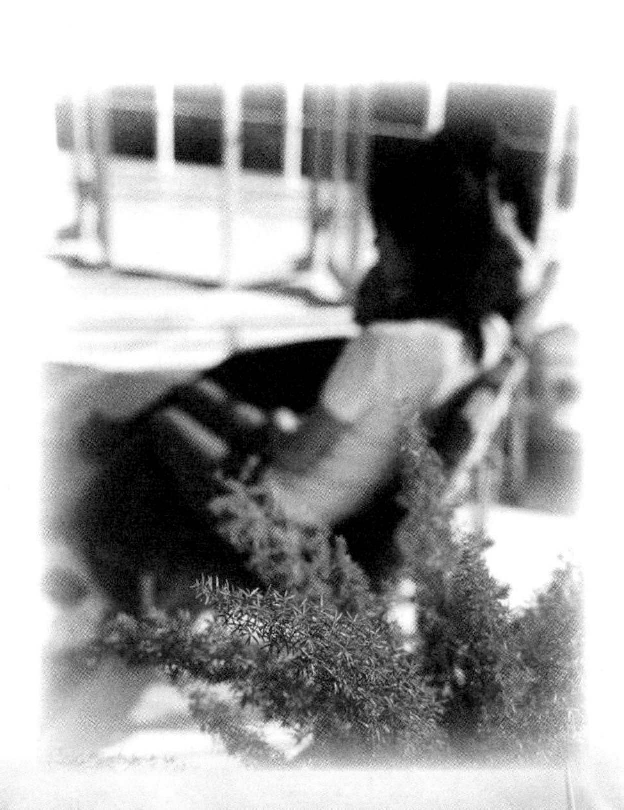

長時間嚼口香糖嚼出大危害

口香糖給人們帶來味覺享受的同時，咀嚼時產生的唾液能夠很好地清潔口腔與牙齒，也帶來了愉快清新的口氣，因此很多時尚男女有事沒事都喜歡嚼個口香糖。但是，如果口香糖咀嚼的時間過長，對身體卻並沒有什麼益處。

病毒掃描

大部分口香糖都是以蔗糖為甜味劑，咀嚼口香糖時，口腔內長時間停留的糖分與口腔中的致齲菌，會產生一種酸性物質，對牙齒產生腐蝕，致使牙齒脫鈣，進而誘發齲齒。並且長時間咀嚼口香糖，特別是空腹狀態下，其反射性地分泌的大量胃酸，不僅會感覺噁心、食慾不振、反酸水，長期還有可能導致胃潰瘍和胃炎等疾病。

如果使用含汞材料補過牙的人長時間嚼口香糖時，會損壞口腔中用於補牙的物質，即物質中的汞合金釋放出來，不僅使血液、尿液中的汞含量超標，還會造成對大腦、中樞神經和腎臟的傷害。

長時間嚼口香糖對兒童而言，咀嚼肌始終處於緊張狀態，養成睡覺磨牙的習慣，進而影響孩子的睡眠品質。另外，孩子自制能力差，一不小心吞食下去，有誤入氣管的危險。

設置防火牆

嚼口香糖的時間要有個限制，時間以不超過十五分鐘為宜；那些患頜、臉部潰瘍及牙齦炎的病人不宜吃口香糖，以防被感染。

健康升級

如果口腔有異味，自然是一件讓人沮喪的事情。一般情況下，口腔異味的產生主要有三種，一種是食物殘渣在口腔內長期積存，經過細菌的發酵腐敗而分解出來的難聞氣味；二是口腔疾病，如牙周疾病、齲齒等造成的口腔異味；第三種則是患有消化道疾病，如消化功能不好或缺乏胃動力等。如果由於疾病引起的口腔異味，當然需要看醫生。如果不是，那就使用以下幾招來幫你擁有清新口氣吧！

(1)用淡鹽水漱口，鹽水具有殺菌消炎的作用，因此這個方法最簡單。

(2)咀嚼茶葉、甘草或者是花生米，這三種食物本身具有的香味都可以有效淨化口氣，並且咀嚼時間越長越好。或者咀嚼一些香菜或是茴香種子，也同樣有效。

(3)吃個蘋果或其他酥脆多汁的水果。梨、橘子等都可以，這些水果皆富含纖維，咀嚼的時候能促進唾液產生，進而可以幫助清潔口腔。

(4)喝優酪乳。如果每天飲用兩次半杯無糖優酪乳，就可以達到有效降低口腔內的氫化硫含量的作用。

泡溫泉不當惹上陰道炎

工作之餘的休閒時間裡，泡泡溫泉不僅能鼓動真氣、舒筋活絡、流暢氣血，還可以減輕身體疲勞感、緩解精神壓力，並且天然溫泉水中都含有豐富的礦物質和微量元素，對人體健康是十分有益的。但對女性朋友而言，卻往往會因為泡溫泉不當而導致被陰道炎所困擾。

病毒掃描

一般情況下，高溫的溫泉水是無菌的，並不會導致女性感染陰道炎。但如果溫度降到40℃以下，就可能造成細菌滋長。另外，泡在溫泉中過久的女性，其陰道中正常的酸鹼度與益菌生態很容易受破壞，陰道容易受感染，進而導致發炎現象的產生。

設置防火牆

愛泡溫泉的女性，要有防範意識，要時刻做好保護措施避免感染陰道炎；每次下水最好不超過三十分鐘，泡溫泉的時間以每隔十五到二十分鐘為宜，不要泡太長的時

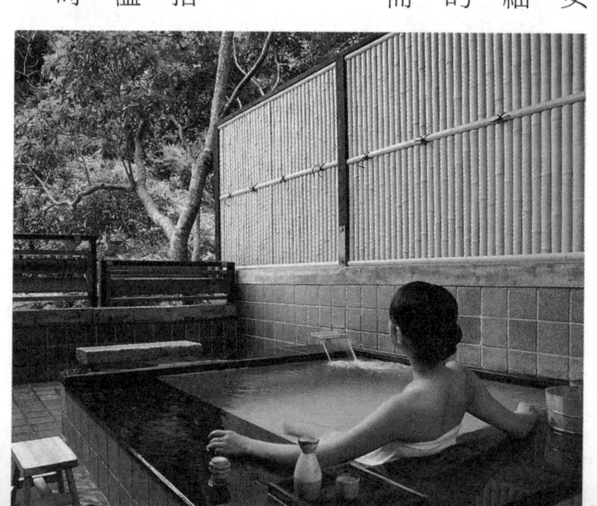

間，出水稍作休息後補充水分，一天兩到三次的浸泡次數為最佳，否則容易造成陰道酸鹼度失衡，引起炎症；在生理期來時或前後，不要去泡溫泉；在懷孕的初期和末期也不要泡溫泉。

健康升級

(1)泡溫泉的時候不宜配戴首飾入池，因為溫泉中的微量元素會對金屬有很強的破壞和腐蝕作用。

(2)溫泉泡後不要使用香皂來清洗身體，因為香皂大多屬於鹼性，使用後容易導致皮膚乾燥。

(3)泡溫泉後不宜做桑拿，否則容易導致暈倒、缺氧等危險的狀況。也不宜泡完後馬上按摩，否則會加大心臟的攝血量，導致身體出現身體缺血和暫時性的休克。

(4)孕婦、有循環系統障礙的人，以及皮膚有傷口或黴菌感染等問題的人，都不宜泡溫泉。

(5)泡溫泉後，休息兩個小時以後才可開車，因為溫泉浴屬於中等強度的運動，在泡溫泉的時候身心得到全面放鬆，並且自身的靈敏度和注意力有所降低，因此不宜立即駕駛。

憋尿、憋便容易憋出毛病

在寒冷的冬季裡，有些人因不願起床而喜歡長時間憋尿、憋便，還有些人由於工作等原因，養成了長時間憋尿、憋便的習慣。要知道，長時間憋尿、憋便的習慣對身體的危害很大，甚至能引發多種疾病。

病毒掃描

長時間憋尿，膀胱內的尿液會越積越多，尿液中含有的細菌和有毒物質不能即時的排出，很容易會引起像膀胱炎、尿道炎、尿痛、尿血或遺尿等疾病，甚至嚴重時的尿路感染，還能向上蔓延到腎臟，引起腎盂腎炎，進而影響到腎功能。研究顯示，那些經常憋尿的人，其前列腺疾患、膀胱癌的發病率比常人明顯增高。對女性朋友而言，長期憋尿還容易導致出現子宮後位、痛經以及性交疼痛等症狀。

憋便的習慣也不好，如果沒有即時排除的大便，其水分就會被腸道反覆吸收，導致大便乾結難排，大便中含有的毒素如果在體內累積時間過長，就會導致人出現精神委靡不振、頭暈乏力、食慾減退等症狀。

此外，長期憋便或憋尿，可能會破壞腸道中的菌群環境，導致便祕、肛裂、痔瘡等很多的肛腸疾病，甚至會引發腸道癌症。

設置防火牆

(1)要養成即時去排尿、排便的習慣，一有尿意或便意，要放下手頭的事情，去廁所解決。

(2)要改變生活中以肉食為主的飲食習慣，多吃豆醬、大醬等發酵食品，在飯後喝點優酪乳，對預防便祕也是有好處的。另外，還要多吃水果和蔬菜，多喝水。

健康升級

除了不能憋便、憋尿外，屁也不能憋。屁也稱為腸氣，是一種經由肛門排出體外的人體廢氣。我們的腸道裡，細菌分解殘留食物後會產生一些對人體有害的氮、硫化氫、氨等廢氣，這些廢氣主要都靠放屁排出體外，這是人體自我調節的一個法寶。

由於屁難登大雅之堂，因此就有些人為了避免尷尬的場面，乾脆就小心翼翼地憋著或膽顫心驚地偷偷放。如此憋屁對身體健康產生了危害，因為人體的廢氣不能以最簡單的方式釋放出去，就只好另覓蹊徑來排毒，這不但增加了身體負擔，還很有可能造成肌體慢性中毒，引起精神不振、頭暈目眩、腹部鼓脹以及消化不良等症狀，甚至還可能產生腹膜炎、腸梗阻等疾病。

留意辦公室的「電子霧」

現在的辦公室裡大多擺放著很多的電子設備，電腦、空調、投影機、傳真機、印表機……如此眾多的電子設備，在帶來諸多方便的同時，也對我們的健康造成了一定程度的損害，比如它們所散發出來的大量電磁輻射，就很容易給我們帶來各種疾病，進而擾亂正常的生活。

病毒掃描

如果長期受到電子設備的輻射，會損害人體的中樞神經系統、血液系統、生殖系統、心血管系統和遺傳、視覺系統等，並且還會降低肌體的免疫能力。長久處於那種環境的人，往往就會出現頭暈、失眠多夢、情緒煩躁、食慾不振、血壓失常等症狀，甚至還會引起癌變和畸形的發生。尤其是對中老年人，更容易誘發心血管疾病，出

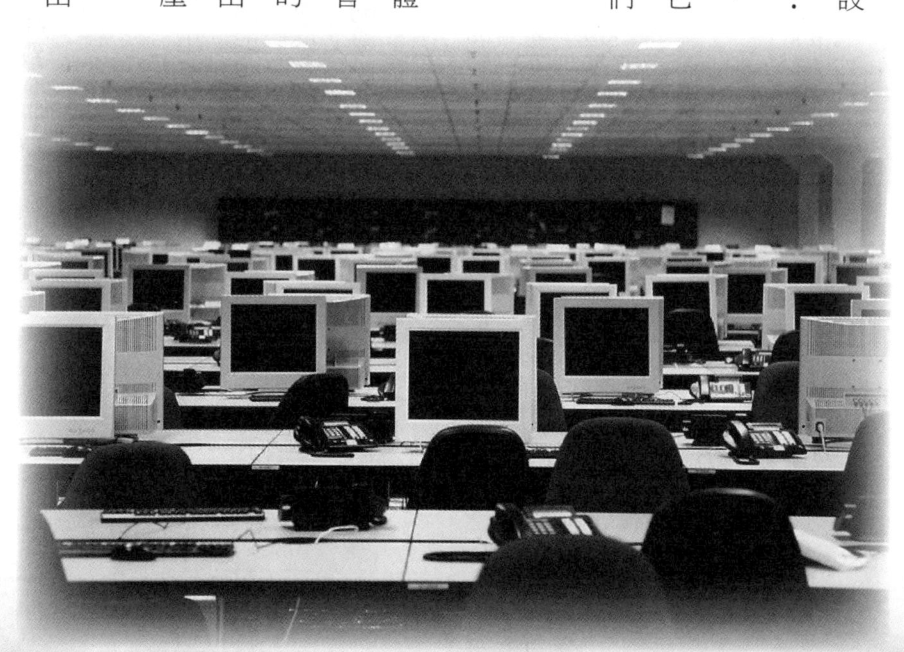

現心跳過慢、心搏血量減少等症狀，嚴重的還會導致心肌梗塞和腦梗塞。

設置防火牆

(1)電腦顯示器是輻射比較多的電器，它所散發出來的輻射主要是在側面和後面。所以，平時在工作的時候應該避免將這些部位對著自己或同事。此外，液晶顯示器的輻射相對臺式來說要少一些，盡可能的使用液晶顯示器也可以減少一定的危害。

(2)一些植物和花卉等可以吸收電腦散發出來的電磁波，比如仙人掌等。在電腦旁邊放上一盆植物，也可以減少人體所受的損害。

(3)維生素C可以調節人體電磁場的紊亂狀態，同時增強肌體的防禦能力。在平時多吃一些含有維生素C的蔬菜和水果，也可以減少電子霧的危害。另外，茶葉具有防輻射的作用，在工作的同時多喝一些茶水，也可以有效預防電磁波對人體所造成的危害。

(4)臉部的皮膚是很脆弱的，因此在平時一定要多洗臉，以防止電磁波對皮膚的刺激。

健康升級

孕婦長期受到輻射的話，會對胎兒造成嚴重的影響，在平時穿一件防護衣是很好的預防辦法。關於防護衣的使用，應該注意幾點：

(1)防護衣的布料所具有的防護功能，會隨著時間的延長而降低，因此在購買的時候一定要注意生產時間。

(2)防護衣的顏色多樣，主要有黑色、綠色和咖啡色等，在這之中綠色的壽命是最短的，不宜購買；黑色的則較長一些。

(3)每一種防護衣的防護功能都會有一定的期限，期限一過也就失去了防輻射的作用。因此，在使用的時候一定要注意，過期防護衣不宜再用。

(4)不銹鋼纖維的防護衣多為反射輻射，很容易產生二次電磁污染，不如多離子纖維的好。多離子纖維又有混紡和交織兩種，交織的防輻射功能要比混紡的好。因此，孕婦在購買的時候最好選擇交織纖維的防護衣。

經常在夜店對健康不利

在一天繁忙、緊張的工作之後，隨著音樂的節奏，步入舞場，翩翩起舞，讓音樂的旋律和舞蹈的動作恰到好處地融合在一起，心胸變得開朗，疲勞也消失的無影無蹤。並且跳舞更是一項老少皆宜的娛樂活動，不僅能鍛鍊身體，還能陶冶性情。然而，凡事都要有個限度，久泡於舞池之中，是不利於身體健康的，尤其是對那些中老年人或身體素質較差的人。

病毒掃描

夜店裡，人多嘈雜，隱藏著的病原微生物隨著塵埃在夜店內到處飄浮。一些患有傳染病的人，在跳舞時也會散播病菌。而跳舞時身體會比較疲憊，抵抗力下降，很容易成為病菌侵害的目標。

大多數夜店內，都想要一種色彩忽明忽暗、變化快速、會使人眼花撩亂、目不暇給的燈光眩耀效果。所以所安裝的鐳射光線都非常的強烈耀眼，加上高速旋轉，其激光輻射強度已超過規定限值。這樣的鐳射線束對人的眼睛十分有害。將導致視力受損，且干擾到中樞神經系統的功能，導致頭痛頭暈、心悸失眠、精神恍惚、神經衰弱等症狀。在短時間內，可能會讓老弱病殘和精神患者，頭暈目眩、臉色蒼白、出冷汗，甚至喪失意識休克。

夜店中的音響，一般多在80～98分貝以上，長時間地處於這種環境內，我們內耳的聽覺組織就會發生退行性改變，致使聽力下降，甚至導致職業性耳聾。不僅如此，還會導致我們體內血管引起痙攣、心律加快、血壓增高，進而干擾和影響到人體消化和吸收功能。

設置防火牆

(1)防止跳舞對健康的危害，愛好跳舞者們要注意適度。跳舞時間也不宜太長，尤其不要長時間地參加有鐳射的舞會。

(2)夜店要保持清潔衛生，注意空氣流通，好的夜店應安裝空調機和空氣負氧離子發生器，以調節更新夜店空氣。

(3)夜店播放舞曲或歌曲的聲響不宜過大，應保持在65分貝以下。使用鐳射不宜過強，但光線也不宜過於昏暗。

健康升級

我們都知道跳舞是一種有益健康的運動，但每個人在跳舞時，也要根據自身的生理特點，注意以下幾個特殊

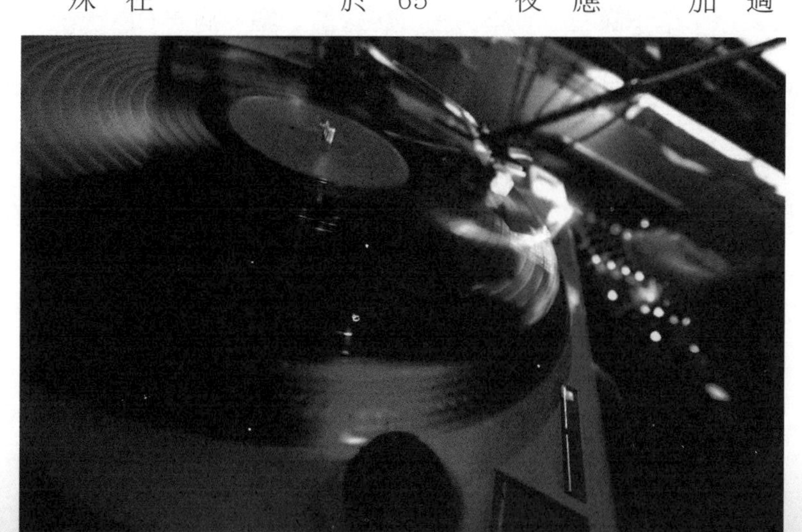

問題：

(1)患病者。跳舞容易使人感覺到疲勞，會使患有感冒、肺結核、病毒性肝炎等疾病的人加重病情，同時，經由在跳舞中的親密接觸，這些患者身上病菌很容易就傳染給別人。長時間的活躍在舞會上，會使患有胃、腎等內臟下垂的病人加重病情。舞場內燈光和聲響等較大刺激可使癲癇病人的神經中樞興奮性增高，引起癲癇發作，有癲癇病史的人最好不要跳舞。不適合到舞場跳舞的還有患冠心病、心絞痛、高血壓等疾病的人。

(2)孕婦。舞會氣氛能使人勞累和情緒激動，這對孕婦，特別是有流產史的女性，是非常危害的，有可能會導致腹痛、陰道流血，甚至再次流產。

(3)酒醉的人。小腦受到酒精強烈的刺激，人的步態會不穩，甚至跌倒，而且酒醉後人缺乏自制能力，常會給舞會的進行帶來不便。

(4)體弱的人。經濟條件的限制，使得有些舞場的衛生條件良莠不齊，為避免直接接觸細菌，免疫力較差的人最好不要參加舞會。

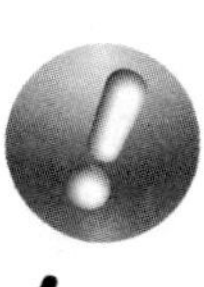

女性游泳當心婦科病

游泳是深受大眾喜愛的一種體育活動，不但能消暑降溫，還可以鍛鍊人的意志，增強心肺功能，提高人體的免疫力。尤其是在烈日炎炎的盛夏裡，氣溫飆升，酷暑難耐，許多女性更是喜歡穿著心愛的比基尼，享受清涼的同時還能健身。

但是，對女性朋友而言，如果在游泳時不注意防護，很容易引起婦科疾病。

病毒掃描

男女生殖系統是不同的，其中女性的內生殖系統經由陰道與外界相通，又藉助輸卵管與腹腔相通。儘管女性陰道本身的自淨作用及自然防禦功能，不是很容易能感染到病菌。那些處於亞健康狀態的女性、更年期女性、處在生長發育期的少年兒童、因手術造成子宮內膜破損的女性，陰道自淨能力及自然防禦功能較弱，長期浸泡在衛生條件不達標準的水裡時，趁虛而入到下體中的細菌，會改變陰道的酸性環境，減弱並破環陰道抗病機制，導致陰道炎、急性宮頸炎、急性盆腔炎、泌尿系感染等各種婦科疾病。

另外，經期時女性的機體抵抗力下降，如果此時游泳的話，各種病菌很容易進入到陰道，進入子宮、輸卵管等生殖器官而造成感染。還有的女性喜歡在經期時用衛生棉條游泳，衛生棉條被水浸溼後，水中的病菌更容易進入開放的子宮內，造成生殖系統感染。

設置防火牆

對為女性朋友來說，想去游泳，需要做好以下幾個防護：

(1)確定水源的品質。我們在去游泳時，要選擇衛生部門頒發衛生許可證的優質無污染的水域或者是游泳館。

(2)瞭解自己的身體狀況。如果女性朋友處在經前、經期、術後或者體質虛弱者，那盡量不要去游泳；一些患有陰道炎、急性宮頸炎、急性盆腔炎、泌尿系感染的女性去游泳，會影響自己和他人的健康，建議不要去游泳；有體癬、足癬、沙眼、黴菌性或滴蟲性陰道炎，甚至淋病、尖銳溼疣的患者，會將病原體帶入池水中，引起交叉感染，所以不適合到公共泳池游泳。女性處於炎症治療期間，很容易被水裡的細菌感染，加重病情，是絕對不能游泳的。

(3)游泳後做好清潔工作。應盡量排尿並趕快脫掉溼泳衣去洗澡，洗澡時要仔細清洗外陰和周圍的皮膚，不給細菌孳生的時間和空間。如果發現身體分泌物增多、味道和顏色感覺異常等婦科症狀，應即時到正規醫院檢查治療。

(4)注意身邊的污染。在游泳池的岸邊休息時，先在身下鋪墊一條乾淨的浴巾再坐下。在更衣室更衣時也不能粗心大意，要將貼身的衣物用乾淨的塑膠袋裝好後，再放進衣櫃裡。

(5)掌握好游泳時間。女性游泳時，不要長時間的待在水裡，最好不超過九十分鐘。

健康升級

做為女性，很容易受到婦科疾病的困擾，因此日常生活中，我們應多呵護和關愛自己的身體，積極預防婦科疾病。

(1)定期的婦科檢查，可以達到早發現、早診斷、早治療的目的。女性朋友如果年齡在三十五歲以上，或者是家族中有卵巢、子宮、乳腺腫瘤病史，應每年定期去醫院做股盆腔、子宮頸、超音波以及乳腺等婦科檢查。

(2)不要忽視自己的身體，隨時關注身體異常情況的發生。如果發現陰道不規則出血就要注意，一般年老女性停經後陰道出血，子宮內膜癌、子宮頸癌、某些卵巢癌等都可引起，需給予高度的重視，應盡早就醫檢查；陰道分泌物異常，且伴有瘙癢症狀黃色、有異味的白帶時，多數情況是由常見的滴蟲、黴菌、細菌性陰道炎等感染引起，如果發現白帶有血性或米湯狀時，則有子宮頸惡性病變，或者子宮內膜癌、黏膜子宮下肌瘤等可能；下腹痛、腰痛有卵巢的腫瘤的可能。

霧天運動不利身體健康

很多人有早起到戶外運動的習慣，即使是大霧籠罩的天氣，依然堅持早起鍛鍊身體。常言道：「秋冬毒霧殺人刀。」在大霧籠罩之時，進行戶外運動其實對身體健康有害無益。

病毒掃描

大霧瀰漫之際，來自四面八方的污濁物會附著在大霧的水珠中，這些污濁物中大都含有像酸、胺、苯、酚有毒物質與病源微生物，並且因為霧氣的濃度而大量聚集而達到較高的濃度。這時如果人們起來運動，霧氣中的這些有毒物質就會隨著運動時人體的呼吸，進入體內，對呼吸道造成損害，引起咽喉炎、氣管炎、結膜炎和一些過敏性疾病，嚴重的還將導致慢性支氣管炎、氣喘發作。

另外，大霧天氣由於空氣流通情況不佳，像患有老年心血管疾病的病人，容易在這種環境中因缺氧而誘發心肌梗塞、心絞痛等疾病。

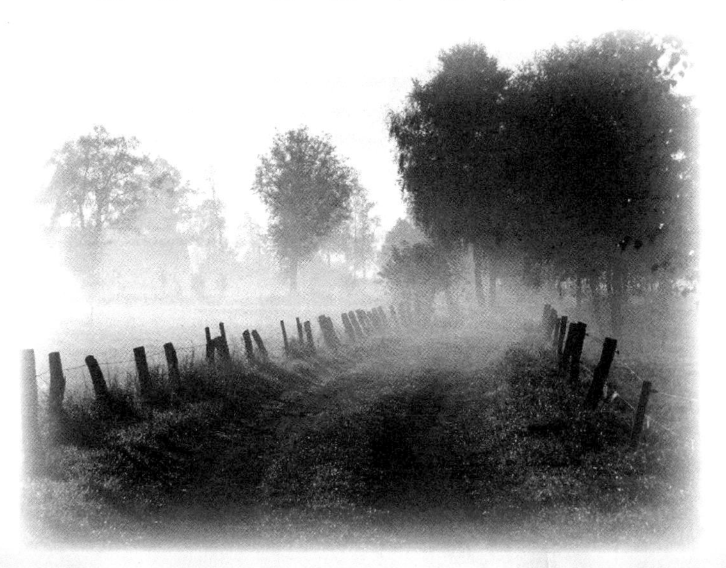

設置防火牆

我們提倡運動鍛鍊身體，但也要防止大霧天對我們的危害，要想在大霧天運動身體，需做到：

⑴大霧天要戴好口罩出門，尤其是患有氣喘和呼吸道疾病的人，防止毒霧由鼻、口侵入肺部，是減少呼吸道刺激的最簡便有效的方法。當出現中、重度霧霾天氣時，建議那些年老體弱多病者應盡量減少外出。

⑵早晨有運動習慣的人，遇大霧最好是在室內活動，以避免毒霧傷害。如果想要到室外進行運動，則要避開早、晚等霧氣較濃的時段，等到太陽出來了，霧氣消散的時候。如果發現自己的身體有什麼不適，要即時去診斷治療。

健康升級

現在人的物質生活水準提高了，越來越注重生活的品質，同時越來越多的人也開始健身運動。但是如果運動方式的不正確，非但達不到強身健體的目的，還會損害身體，影響到我們的健康。因此，我們在運動時，一定要講究科學方法。

⑴**選擇好時間：**早上六點後、下午五點左右是最佳的運動時間，但吃過飯後不要立即運動。鍛鍊身體前，可以進行五到十分鐘的準備活動。充分的熱身，可以防止拉傷和損傷。運動結束後，要適當調理一下身體。

⑵**制訂合理的運動時間：**剛開始做運動時，要控制好連續運動的時間，最好是運動五分鐘休息兩分鐘。可以根據自己的身體情況而決定，一般二十到三十分鐘比較適宜。

⑶**維持合理的運動頻率：**鍛鍊身體要盡量保持一週內能做三到五天運動，低於每週三天的運動，則是沒有效果的。

⑷**保持合理的運動強度：**運動強度要適量，如果運動過量，會出現頭痛、頭暈、胸悶、氣急、食慾減退、睡眠不好等症狀，對人體反而有害。

⑸**即時補充水和補充維生素：**在運動中會大量出汗，新陳代謝快，身體容易疲勞，因此要即時補充水分和營養。

⑹**即時洗澡：**運動中身體排泄的分泌物和汗液，應即時沖洗，這樣一來汗腺和血液就能暢通流淌，皮膚也能正常呼吸，既能解除疲勞，又有利於恢復體力。

健身房污染越鍛鍊越生病

現在越來越多的人喜歡選擇去健身房鍛鍊身體，但是在選擇健身房的時候，除了要衡量健身房的教練水準、價格、交通便利等因素外，更要看重健身房的整體環境。

如果健身房環境不好，比如健身房處於室內，封閉、通風條件差、健身器械長期不消毒等情況，這種健身房就不要選擇了，否則去這樣的健身房健身，對健康而言肯定是弊大於利。

病毒掃描

健身房雖好，但是很多健身房往往存在環境污染的問題，在這種健身房裡健身，對身體的危害很大。生活中健身房的環境污染主要來自於三大方面：

(1)新建健身房造成污染。建築水泥、礦渣磚和裝飾石材以及土壤中含有氡物質；裝飾健身房使用的各種板材如人造板是甲醛的主要來源；油漆、膠以及各種內牆塗料中含有的苯系物。這些都屬於有毒物質，可釋放出有毒氣體，長期吸入這些氣體，輕者可致病，重者則可致癌。

(2)健身者自身造成的空氣污染。人的活動量不同，所產生的二氧化碳數量也不同，人在激烈活動時的肺活量，是靜止時的十倍左右，所以像一些跳健身操的房間內，污染尤其嚴重。健身房內一般人群密集，通風不暢，二氧化碳含量會增高，容易使人產生噁心、頭痛等不適。另外，人們在運動時造成地面揚塵中或者是衣服、鞋襪、表皮脫落中，含有一些能致病致癌的有毒微粒物，這些微粒物被我們吸入體內，危害健康。

(3)雜訊污染。「1、2、3、4」是健身房裡常常喊的響亮口號，但音過高也會成為一種雜訊污染。雜訊會加速心肌衰老，更容易誘發心肌梗塞。長期處在有雜訊的環境中，會增加體內腎上腺的分泌，出現血管收縮、血壓升高、心律加快、頭痛健忘等一系列不適症狀。

設置防火牆

防止健身房的室內環境污染對我們健康的傷害，需要大家注意以下幾個方面：

(1)選定健身房的位置。留意健身環境，盡量杜絕和減少室內環境污染。

(2)查看健身房的通風系統。查看通風系統是否完善，門窗是否能打開通風，最好是安裝獨立的通風設施。

(3)瞭解活動人員的數量，是否能保證每個人都有一定的活動空間。在沒有搞清楚情況下，不要急於購買健身卡。

(4)看是否注重室內有害氣體的檢測和淨化，尤其是那些新建的和新裝修的健身房。如果方便的話，可以在房間裡待上一會兒，一定要嚴格控制室內甲醛、苯、二氧化碳、可吸入顆粒物等有害氣體的含量，嗅嗅有沒有難聞的氣味。

健康升級

男性在健身時，一定要掌握的幾個健康小常識：

(1)即時補充鉻。鉻是人體所必需的一種礦物質，它具有降低人體內的膽固醇，增加耐力，使肌肉增長、氧化脂肪等作用。水果中，葡萄和葡萄乾被專家稱為天然「鉻庫」，男性朋友每天只需要吃一串葡萄，就可以足夠提供身體所需的鉻，而對於參加健身運動的男性不妨多多食用。

(2)注意補充鈣、鎂。鈣、鎂在人體的主要作用是參與神經肌肉的傳導，而我們參加體育鍛鍊的時候，很容易造成鈣、鎂的缺乏，致使我們的神經肌肉的傳導受阻，進而容易出現腿部抽筋等現象。因此，健身運動後就應即時補充鈣、鎂元素。生活中，多喝牛奶可以補充鈣質，多吃綠葉蔬菜、堅果以及海鮮，則能攝取到豐富的優質鎂。

(3)運動後多補充鋅。我們在運動時，體內的鋅會隨著汗水排出體內，並且鋅對男性朋友而言，有著極其重要的意義，鋅被稱為男人的「性元素」，如果男性體內鋅缺乏，將會影響精子的數量和活性。因此，經常運動的男性更應該多補鋅，生活中不妨多吃瘦肉、牛排、雞蛋、海鮮、蘑菇、粗糧等食物，就能補充優質鋅。

邊打麻將邊吃東西的習慣害死人

例假日裡，一家人或親戚、朋友開開心心地坐在一起打麻將，似乎這種消遣的方式已成了必不可少的一個環節。遊戲過程中，許多人往往在玩得興起的時候，還會順便拿出一些零食來共同分享，一邊吃著，一邊玩，常常是玩得不亦樂乎，吃得也不亦樂乎。

病毒掃描

打麻將時用的麻將牌各式各樣的人都來摸，黏滿了各種病菌。一個小小的麻將上，佔有50%左右肝炎病毒，25%左右的痢疾桿菌。越舊的麻將，其上面的細菌也就越多。

如果邊打麻將時，邊用手拿東西吃，各種病菌會趁機而入，進入體內誘發各種腸道傳染病。並且由於麻將的玩法性質，如果玩者本人是一個帶菌者，這樣交叉感染就會透過手與手、麻將與麻將造成，進而導致機體抵抗力低下、免疫力弱者發病。

設置防火牆

(1)不要邊打麻將，邊吃東西，如果餓了非得吃，則禁止用手指接觸食物，可用筷子，湯勺，牙籤等輔助進食，但最好還是想吃東西時，不妨停止打牌，洗乾淨手後再吃東西。

(2)要定期洗晒麻將。麻將用洗滌液清洗後，再放到太陽下晒乾，可起到消毒的作用。

(3)打麻將者要注意衛生，開打前、後要洗手。打麻將前，洗手是避免細菌帶到桌上；打麻將後洗手則是避免把細菌帶回家中，對人對己都有好處。

(4)如果在打麻將時上廁所，要洗手，以免傳播細菌給自己和別人。

健康升級

生活中有許多的人習慣蘸唾液數錢、翻書，這是很不衛生的壞習慣。

鈔票做為一種特殊商品，它廣泛流通，經手次數多，這其中包括健康人和各種傳染病人都可能摸過，導致了錢上病菌多，被污染的機會大，使錢幣很容易成為疾病傳播的媒介。根據科學檢測，一張一元的鈔票上可檢出一百七十萬個病菌。這些病菌和細菌，在手指接觸鈔票後伸進嘴裡蘸唾液時，各種病原微生物就會被帶到嘴裡。而在鈔票使用傳遞過程中，像痢疾、肝炎、肺結核、感冒、蛔蟲等傳染病又傳染給更多的人。同理，書上也會有許多致病的微生物，用手蘸唾沫翻書，也可能傳播疾病，或將疾病傳染給他人。

所以，不要再用手蘸唾沫翻書、數錢。科學衛生的使用方法是：養成拿錢後洗手的良好習慣，別再用手蘸著唾液翻書或點數財物。並且平時鈔票最好放在信封或錢包裡，避免污染其他物品，間接污染人們的手。

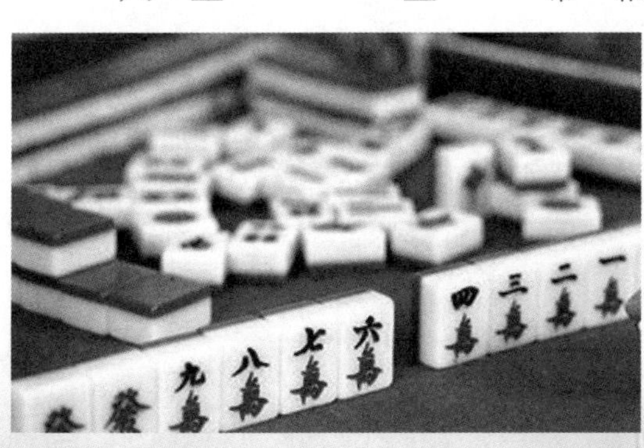

莫讓隱形眼鏡成「隱形殺手」

小李配戴隱形眼鏡已經有兩年了。兩年來，擺脫框架眼鏡，感覺很不錯。但是就在最近一段時間，他的眼睛出現不適，經常流淚，總感覺眼睛有異物感，視力也下降了不少，每天早上眼屎也變得很多。

小李不得不去醫院就醫，醫生檢查發現小李患了嚴重的角膜炎，而導致小李角膜炎發生的就是他經常配戴的隱形眼鏡。

病毒掃描

以水為分散介質的凝膠——水凝膠，是我們常用的隱形眼鏡使用的材質，它性質柔軟，能保持一定的形狀，還能吸收大量的水。正是因為這個特點，它可以向角膜補充水分和溶解在水中的氧。所以大家選購眼鏡的標準之一就是看含水量，但是事實上，隱形眼鏡的含水量並非越高越好，因為配戴的時間一長，鏡片蒸發掉自身所含的水分後，本身超強的吸水性則會吸收人們淚液中的水分，進而造成眼睛乾澀。

不僅如此，長期配戴隱形眼鏡的人，往往會出現角膜新生血管的問題，因為長時間地配戴隱形眼鏡，體內的血管為了給角膜提供氧分，會異常地往角膜中間生長，導致角膜出現缺氧性代償反應，致使配戴者出現過敏反應、角膜炎等眾多炎症的發生。有關隱形眼鏡引起的角膜炎，其中以綠膿桿菌引發炎症最為嚴重，還可能延伸成為角膜潰瘍甚至角膜穿孔，如果眼睛角膜一旦出現穿孔情況，就需要患者即時做更換角膜的手術，否則將使整個眼睛受到損害，導致不可挽回的後果。

還有的人喜歡偷懶，在睡眠的時候也配戴隱形眼鏡，如此的惡習會導致眼內細菌的增生，很容易造成眼部感染。因為我們在睡眠時，眼睛表面的溫度升高，非常適合細菌的繁殖，而且此時淚液分泌減少，殺菌能力降低，細菌就會趁虛而入。

設置防火牆

(1)我們在配戴隱形眼鏡的同時，也要準備好一副框架眼鏡。一週內至少有兩天帶框架眼鏡，以緩解隱形眼鏡對眼鏡的壓力。

(2)配戴隱形眼鏡要到正規醫療機構驗光配鏡，並且確保買到的鏡片、保養產品等是經過國家檢測合格的產品。

(3)正確地配戴和保養隱形眼鏡，摘戴之前都要把手洗乾淨，指甲不能留。不要戴著眼鏡時滴任何眼藥水，潤眼液除外。定時給鏡片消毒，保持鏡片清潔，一週內要用一次除蛋白藥水浸泡鏡片。

(4)每天配戴不宜超過八小時，禁止長時間配戴，在洗臉、洗澡、游泳、睡覺時，也應摘下隱形眼鏡。如有不適，即時就醫。

健康升級

生活中，不宜戴隱形眼鏡的情況有以下幾種：

(1)感冒時不宜戴隱形眼鏡。感冒時，手上帶有的大量病毒，在取、戴眼鏡時很容易進入眼中。另外，戴隱形眼鏡會使感冒中伴有的輕度視網膜炎症加重。此外，在感冒後服用的許多藥物中都含有抑制眼淚、減少淚液分泌量的成分，使得隱形眼鏡過於乾燥、透明度降低，進而影響視力。

(2)有過敏症的人配戴隱形眼鏡，會引發輕微炎症、眼睛搔癢、紅腫、結膜炎和眼睛腫脹等併發症，如果長期不治療，將可能危及到視力。

(3)婦女在經期或孕期時也不宜配戴隱形眼鏡，患有妊娠水腫症的孕婦尤其不能戴隱形眼鏡。

(4)由於職業因素，身處於空氣污染比較嚴重的環境中的人也不宜配戴隱形眼鏡，如一些在礦山、下水道、建築工地等環境污染較為嚴重的工作者，以及送貨員和交警人員等都應注意。

(5)使用的隱形眼鏡保養液，應該不要放在潮溼或者陽光直射的地方，否則容易導致變質、發霉，使用後對眼睛造成危害。

國家圖書館出版品預行編目資料

無毒自然養生法／王美如著.
——第一版—— 臺北市：知青頻道出版；
紅螞蟻圖書發行，2011.1
面　　公分——
ISBN 978-986-6276-51-4（平裝）

1.毒理學 2.毒素 3.中毒 4.健康法

418.82　　　　99025769

無毒自然養生法

作　　者／王美如
美術構成／Chris' office
校　　對／周英嬌、楊安妮、朱慧蒨
發 行 人／賴秀珍
榮譽總監／張錦基
總 編 輯／何南輝
出　　版／知青頻道出版有限公司
發　　行／紅螞蟻圖書有限公司
地　　址／台北市內湖區舊宗路二段121巷28號4F
網　　站／www.e-redant.com
郵撥帳號／1604621-1　紅螞蟻圖書有限公司
電　　話／(02)2795-3656（代表號）
傳　　真／(02)2795-4100
登 記 證／局版北市業字第796號
港澳總經銷／和平圖書有限公司
地　　址／香港柴灣嘉業街12號百樂門大廈17F
電　　話／(852)2804-6687
法律顧問／許晏賓律師
印 刷 廠／鴻運彩色印刷有限公司
出版日期／2011年 1 月　第一版第一刷

定價 280 元　港幣 93 元

ISBN 978-986-6276-51-4　　　**Printed in Taiwan**